LEÇONS

SUR LES

TUMEURS DE LA VESSIE

et sur quelques points importants de la

CHIRURGIE DES VOIES URINAIRES

PAR

Sir HENRY THOMPSON

PROFESSEUR AU « ROYAL COLLEGE OF SURGEONS », CHIRURGIEN CONSULTANT
A UNIVERSITY COLLEGE HOSPITAL,
MEMBRE CORRESPONDANT DE LA SOCIÉTÉ DE CHIRURGIE DE PARIS

Traduites et annotées par

LE Dr ROBERT JAMIN

ANCIEN INTERNE DES HOPITAUX DE PARIS, LAURÉAT DE LA FACULTÉ DE MÉDECINE

Avec figures intercalées dans le texte.

DU DIAGNOSTIC MÉTHODIQUE
EXAMEN DU MALADE
EXPLORATION DIGITALE DE LA VESSIE
TUMEURS DE LA VESSIE
TROUBLES DE LA MICTION
TAILLE
LITHOTRITIE
URÉTROTOMIE INTERNE

PARIS

LIBRAIRIE J.-B. BAILLIÈRE ET FILS

Rue Hautefeuille, 19, près le boulevard Saint-Germain.

1885

LEÇONS

SUR LES

TUMEURS DE LA VESSIE

et sur quelques points importants de la

CHIRURGIE DES VOIES URINAIRES

Imprimerie D. Bardin, et Cᵉ, á Saint-Germain.

L'auteur des Leçons cliniques dont on va lire la traduction française, occupe depuis longtemps la situation la plus élevée comme praticien en Angleterre, et je n'ai pas à le présenter à mes lecteurs. Le *Traité pratique des Maladies des Voies urinaires*, dont la deuxième édition française paraissait en 1881, avec le concours de M. Victor Campenon et de M. Le Juge de Segrais, traduit en plusieurs langues étrangères, est entre les mains de tous les chirurgiens.

Après avoir fait pendant vingt ans librement à « University College Hospital » des leçons cliniques, qui sont devenues classiques, sir Henry Thompson a été nommé récemment professeur au « Royal College of Surgeons », et ce sont ses leçons nouvelles, professées dans cette chaire célèbre, que je publie aujourd'hui.

En même temps que ces leçons étaient éditées à Londres, sir Henry Thompson faisait paraître séparément une monographie sur les Tumeurs de la vessie, à laquelle il donnait des développements que ne comporte pas un enseignement oral, tout en y reproduisant fidèlement le texte de plusieurs leçons cliniques. J'ai pensé qu'il n'y avait pas là matière à deux publications distinctes.

Aussi, avec tout le soin possible et avec tout le respect dû à l'œuvre d'un maître de si haute valeur, ai-je essayé de mettre en parfaite homogénéité le livre « *Tumours of the Bladder* » et les « *Lectures* », en fondant le tout en un seul ouvrage. De cette façon, le lecteur français aura sous les yeux un ensemble que l'on ne peut trouver en Angleterre qu'en consultant deux volumes, qui font en certains points double emploi.

Les quatre premières leçons traitent des *Tumeurs de la vessie*. C'est là un sujet tout d'actualité, étant donné le mouvement qui se produit aujourd'hui, en France et en Amérique principalement, en faveur de l'intervention chirurgicale dirigée contre les néoplasmes vésicaux. L'auteur commence par exposer, dans les leçons I et II, l'application toute nouvelle qu'il a faite de l'opération préconisée autrefois par les chirurgiens français du xviie et du xviiie siècles, sous le nom de « *boutonnière périnéale* ». Sir Henry Thompson se sert d'abord de cette incision urétrale pour l'*exploration digitale de la vessie*, c'est-à-dire pour le diagnostic des tumeurs ou autres états morbides du réservoir urinaire à l'aide du doigt introduit dans cet organe ; et il utilise ensuite cette même incision pour les opérations qu'indiquent les renseignements ainsi obtenus par le toucher direct.

Dans ces premières leçons, le savant chirurgien du « Royal College of Surgeons » ne se contente pas de développer dans tous ses détails le côté clinique et pratique de son sujet, en faisant connaître son manuel opératoire et les résultats que ce dernier lui a déjà fournis (Leçon IV). Mais, en outre, il envisage également les tumeurs vésicales à un point de vue plus théorique : c'est ainsi qu'il en étudie les caractères microscopiques et qu'il arrive à en établir une classification (Leçon III), en s'appuyant à cet égard sur les cas observés par lui-même et aussi sur les nombreuses pièces anatomo-pathologiques, que renferment les musées de Londres et dont quelques-

uues sont reproduites par la gravure dans cet ouvrage.
Ajoutons, à ce propos, que sir H. Thompson à fait de
même intercaler dans le texte de ses leçons la plupart des
instruments dont il se sert habituellement pour l'ablation
totale ou partielle des tumeurs vésicales (pinces, forceps, etc...), pour le broiement et l'évacuation des calculs (lithotriteurs, aspirateurs, etc...), et, enfin, pour le
diagnostic et la section des rétrécissements de l'urètre.

La cinquième et la sixième leçons sont consacrées à
l'étude de différents *troubles fonctionnels de la vessie*,
résultant de l'inertie du muscle vésical, soit spontanée et
primitive, soit déterminée par l'hypertrophie de la prostate, par une affection des centres nerveux, l'ataxie locomotrice notamment, ou par une inflammation ou un traumatisme instrumental de la vessie elle-même. Quelques
considérations très usuelles sur les moyens d'éviter les
dangers immédiats ou éloignés du *cathétérisme* et d'en
obtenir au contraire les plus grands bénéfices pour le
malade terminent ces deux leçons, qui, réunies, constituent un chapitre séméiologique de la pathologie urinaire
du plus haut intérêt pour le praticien.

Viennent ensuite trois leçons (Leçons VII, VIII et IX)
sur le *traitement chirurgical des calculs vésicaux par la
lithotritie et la taille*. L'auteur a su y faire entrer à la fois
l'historique complet de la question, depuis la lithotritie
de Civiale à séances courtes et répétées jusques et y compris la litholapaxie en une séance de Bigelow, le diagnostic des calculs, les différents modes opératoires, leurs
indications relatives, et, enfin, il ajoute aux statistiques
de plusieurs célèbres praticiens anglais la sienne propre,
portant sur plus de 800 lithotrities ou tailles. Quelques
lignes sont accordées aux modifications modernes de la

taille hypogastrique (procédé de Petersen) à la fin de la Leçon IX.

Le *traitement des rétrécissements de l'urètre*, principalement par *l'urétrotomie interne*, est développé dans la dernière leçon. Le procédé opératoire de sir Henry Thompson, inspiré en partie par celui de Civiale, n'est généralement pas pratiqué, comme règle du moins, par les chirurgiens français, qui donnent habituellement la préférence aux instruments munis d'un conducteur, dont l'urétrotome de Maisonneuve est le type. On lira néanmoins avec fruit, je pense, ces pages où sir H. Thompson, après avoir reconnu que l'urétrotomie interne, comme la lithotritie, est d'origine essentiellement française, expose sa méthode personnelle et les résultats qu'elle lui a donnés jusqu'à présent.

Ancien interne de l'Hôpital Necker, et déjà familiarisé avec la chirurgie des voies urinaires, j'ai cru devoir ajouter à ces leçons quelques notes concernant certaines particularités de l'enseignement de mon savant et bien cher maître, le professeur Félix Guyon. Un grand nombre de mes anciens collègues dans ce service hospitalier, fondé par Civiale, ont publié d'excellentes thèses ou monographies sous l'inspiration de notre maître commun ; elles sont le reflet des opinions actuelles de l'École de Necker : j'y ai puisé pour les annotations de ce livre.

J'espère avoir ainsi fait œuvre utile en soumettant à ceux qui me feront l'honneur de lire cette traduction les rapprochements et parfois les divergences qui existent dans la pratique de deux chirurgiens, tous deux éminents.

ROBERT JAMIN.

Janvier 1885.

LEÇONS

SUR LES

TUMEURS DE LA VESSIE

et sur quelques points importants de la

CHIRURGIE DES VOIES URINAIRES

LEÇON PREMIÈRE

INTRODUCTION. — Du diagnostic méthodique dans les affections des voies urinaires. — Comment doit-on procéder à l'examen d'un malade? — Examen
physique. — Moyen de diminuer certains phénomènes douloureux de nature
mal définie. — *Observations*.

Messieurs,

Dans ces quelques leçons, je me propose de passer en
revue certaines formes graves d'affections des voies urinaires, dans le but non seulement d'étudier leur nature,
mais aussi de discuter devant vous les méthodes de traitement qui semblent les meilleures. Or, dans cette question
des traitements, il sera naturellement nécessaire de jeter
souvent un coup d'œil rétrospectif sur leur historique, en
vous montrant les transformations qu'ils ont subies et les
progrès qu'ils ont réalisés, tout au moins dans le siècle
actuel.

Mais, avant d'aborder ce sujet important, permettez-
moi d'exprimer ici toute ma reconnaissance envers le

Conseil du « Royal College of Surgeons » pour le très grand honneur qu'il m'a conféré en m'appelant dans la chaire que j'occupe en ce moment.

J'ai néanmoins conscience de toute la responsabilité assumée par moi, en acceptant l'invitation qui m'a été faite d'exposer à cette place mes opinions personnelles sur différents points importants de théorie et de pratique, qui ont occupé l'intelligence et l'énergie de tant de chirurgiens éminents, depuis les temps anciens jusqu'à nos jours.

Il est, je vous l'avoue, deux considérations qui m'ont engagé à venir aujourd'hui au milieu de vous : elles justifient en partie, je crois, ma présence ici, et elles me soutiendront dans l'accomplissement de la tâche que je me suis imposée. La première, c'est qu'une pratique active, de vingt-cinq années au moins, m'a fourni pour l'observation et le traitement des affections urinaires une expérience que j'estime à peu près sans égale actuellement. La seconde, c'est que j'ai pris l'habitude, dès le début de ma carrière chirurgicale, de consigner soigneusement par écrit chaque jour tous les cas que j'ai observés : ces notes, classées méthodiquement et précieusement conservées, peuvent ainsi être consultées toutes les fois qu'il en est besoin. Ce que je désire, dans ces leçons, c'est présenter à mes confrères un résumé fidèle des faits dont j'ai été témoin, comme j'ai déjà tâché de le faire à différentes reprises dans des circonstances semblables. Dans ma manière d'agir, je m'efforce sans cesse d'obtenir l'exactitude absolue de chaque chose; car je suis de plus en plus convaincu que l'œuvre d'un homme ne conserve dans l'avenir quelque valeur, si toutefois elle en possède, qu'à la condition d'être l'expression sincère de la vérité. Vous pouvez donc compter que les faits seront

toujours rapportés par moi sinon très longuement, tout
au moins soigneusement; aussi, dans le cas où vous re-
marqueriez quelque erreur, ce sera seulement peut-être
dans mes interprétations. Or, ces erreurs, vous êtes capables de les corriger vous-mêmes, si par hasard je ne m'en
aperçois pas.

Encore quelques mots me concernant personnelle-
ment, si vous le permettez, et ce seront les derniers.
D'ailleurs, si je vous les dis, c'est à seule fin de vous expliquer comment mon expérience a pu être si étendue en ce
qui touche aux affections urinaires. Cette explication est
d'autant plus facile à exposer qu'en la donnant j'ai à vous
parler surtout de notre cher « Royal College ». Tout à
l'heure, je faisais allusion à mes vingt-cinq années de pratique chirurgicale; et cependant il y a trente-trois ans que
le Conseil de notre collège mit au concours, en 1851, pour
le prix Jackson, la question : « Pathologie et traitement
des rétrécissements de l'urètre ». Ce sujet était, en ce
temps-là, l'objet de très vives discussions de la part des
chirurgiens anglais et étrangers.

A cette époque, je débutais dans l'exercice de notre
profession, après de sérieuses études chirurgicales, poursuivies à l'hôpital et ailleurs. Ce projet de concours offrait
une occasion très désirable pour un homme dont le temps
était encore peu occupé et qui voulait par-dessus tout
donner un but précis à son travail et à son activité. J'ob-
tins le prix [1], ainsi qu'un autre prix Jackson, quelque
temps après, pour un mémoire sur la prostate, que le Conseil avait choisi comme sujet de concours en 1859 [2].

---

1. Thompson, *Des rétrécissements de l'urètre, pathologie et traitement.*
Traduction française par E. Martin.

2. Thompson, *Maladies de la prostate.* Traduction française par Ed.
Labarraque. Paris, J.-B. Baillière.

Telles sont les circonstances qui m'ont amené à suivre une voie à laquelle je n'avais pas songé auparavant. Je réclame donc, d'une manière toute spéciale (et c'est avec une légitime fierté que je le proclame dans cette enceinte), l'honneur de me dire l'enfant de notre noble collège. Après un tiers de siècle, consacré à continuer des études commencées ici, je reviens en ce jour m'asseoir au foyer paternel, heureux d'y retrouver un de mes premiers maîtres et amis de collège, occupant si dignement la chaire présidentielle. Les semences ont été déposées, Monsieur, par vos prédécesseurs : elles ont germé, en choisissant chacune son sillon. Aujourd'hui, c'est ici seulement que la moisson doit être rentrée et qu'elle restera, avec votre permission.

Durant ces trente ou quarante dernières années, l'étude de l'anatomie pathologique et de la chimie biologique ont fait d'énormes progrès, et il en est résulté une science presque nouvelle, qui au début de cette période existait, pour ainsi dire, à peine. La pratique chirurgicale a naturellement bénéficié de ces progrès dans une large mesure. En même temps, on s'est habitué à enregistrer fidèlement les résultats de l'expérience et à observer avec plus de soin toutes les circonstances présentées par les cas soumis à un traitement. C'est de cette façon que notre art est parvenu à se perfectionner. Peut-être aussi, dans le même ordre d'idées, les nouvelles méthodes d'examen et de recherches sont-elles plus fertiles que les anciennes, en montrant les améliorations à réaliser en pratique. Il sera donc intéressant, il me semble, d'étudier les progrès obtenus depuis la période de temps que je vous indiquais tout à l'heure.

Voyez, par exemple, les heureuses modifications ap-

portées au traitement de ces trois grandes classes d'affections que vous connaissez tous et qui se rencontrent d'ordinaire chez l'homme seulement; deux mêmes lui sont
exclusivement propres. Je veux parler des rétrécissements
de l'urètre, de l'hypertrophie prostatique et de ses conséquences, et enfin des calculs urinaires. Les résultats de
notre intervention, dans chacune de ces maladies, sont
infiniment meilleurs que ceux obtenus il y a environ trente-
cinq ans; et les malades sont aujourd'hui incomparable-
ment mieux traités qu'autrefois. Du reste, vous en aurez
la preuve absolument convaincante, lorsque nous aborderons chacun de ces sujets dans ses détails particuliers.
En outre, les hémorragies vésicales, dont les causes sont
nombreuses et très diverses, il est vrai, dépendent souvent
aussi de tumeurs ou d'excroissances développées dans la
vessie. Or, jusqu'à une époque tout à fait récente, leur terminaison était invariablement fatale, parce qu'on les abandonnait à elles-mêmes. On peut bien dire, en effet, je
crois, que les anciens auteurs ne nous ont presque rien
appris à leur sujet, et qu'aucune tentative sérieuse d'intervention chirurgicale n'avait été dirigée contre elles avant
ces dernières années.

Tels sont les quatre sujets (tumeurs vésicales, hypertrophie prostatique, calculs urinaires et rétrécissements
de l'urètre), que je me propose de traiter devant vous
dans cette série de leçons, en envisageant tout particulièrement la question du traitement.

Avant de commencer l'étude des différentes productions morbides qu'on englobe sous la dénomination de
tumeurs vésicales, il est absolument indispensable de savoir à l'aide de quels examens et recherches préliminaires
on peut affirmer leur présence dans la vessie, et il faut en

outre différencier les signes et symptômes qui leur sont propres de ceux des autres affections, que ces symptômes soient simples et habituels ou qu'ils soient au contraire rares et difficiles à reconnaître.

Or, dans toute affection, quels qu'en soient le siège et la nature, on doit toujours procéder à l'examen du malade, en l'interrogeant d'abord sur les symptômes qu'il présente. Ce qu'il vous a appris des, sensations qu'il éprouve, vous le recueillez et le notez soigneusement. Puis, vous recherchez les signes physiques qui ont trait au fonctionnement des organes, aussi bien d'ailleurs que ceux ayant rapport à un changement de forme ou de structure. Enfin, les sécrétions sont analysées à l'aide des réactifs chimiques et examinées au microscope.

Ceci fait, le diagnostic est ordinairement éclairci. Et, s'il ne l'est pas encore, nous devons généralement accuser bien moins notre défaut de connaissances théoriques de la maladie que notre inhabileté à constater les particularités inhérentes à chaque cas. Ainsi, quoique leur pathologie fût parfaitement connue, le diagnostic des affections cardiaques et pulmonaires était très obscur, avant que la pratique de l'auscultation et de la percussion fût venue révéler des faits qui jusqu'alors n'avaient pu être saisis durant la vie. Aussi, maintenant, est-il très rare de rencontrer une maladie de ces organes, qui, après examen sérieux, présente encore quelque difficulté de diagnostic.

Dans les affections du rein et de la vessie, ces deux organes peuvent être l'un et l'autre examinés, celle-ci par la sonde; celui-là par l'intermédiaire de l'urine. Néanmoins, on se trouve parfois en présence d'un groupe de symptômes, précis en apparence, et permettant de croire à une maladie, dont cependant le diagnostic n'est pas exact. Le début de l'affection remonte quelquefois à un certain nombre de mois ou même d'années ; aussi le malade aura-t-il pu être examiné très minutieusement par différents médecins, et il ne sera pas rare que ceux-ci divergent d'opinion non seulement sur la nature, mais même sur le siège de l'affection. Par exemple, on discutera sur la question de savoir si c'est le rein ou bien la vessie qui est l'organe principalement atteint.

Ce sont surtout, comme vous savez, les maladies chroniques qui présentent ces difficultés de diagnostic. Les affections aiguës se reconnaissent d'ordinaire aisément par les douleurs locales, l'état de l'urine et les autres signes, qui sont habituellement plus que suffisants pour préciser le diagnostic du siège de la maladie.

Pour faciliter l'étude de notre sujet, je vais tâcher maintenant de développer, avec plus de détails que je ne l'ai fait jusqu'alors, la méthode que vous devrez toujours suivre dans la recherche des troubles urinaires, qui sont symptomatiques d'une affection vésicale ou urétrale. Avec ce plan, il vous sera facile d'arriver rapidement d'abord à élucider exactement les symptômes du cas en présence duquel vous vous trouverez, et ensuite à interpréter convenablement les faits observés.

Dans cette leçon, nous ne nous occuperons que des affections de l'homme, les conditions pathologiques étant habituellement communes aux deux sexes et ne présentant rien de particulier chez la femme.

En première ligne, dans toute recherche concernant une affection des voies urinaires, c'est d'abord l'acte de la miction qu'il faut examiner ; et, s'il est nécessaire de savoir si la miction est plus *fréquente* que normalement, il est non moins important de s'informer des conditions dans lesquelles se manifeste cette fréquence. C'est ainsi que vous devez demander si elle se produit le jour plutôt que la nuit, à la suite de marche ou de mouvements plutôt que pendant le repos, ou enfin dans toute autre circonstance.

Deuxièmement, vous rechercherez si la miction est *douloureuse*, et si cette douleur existe durant toute la miction, ou seulement au commencement, ou bien à la fin. Vous étudierez, bien entendu, les caractères de cette douleur, afin de savoir si elle est aiguë et cuisante ou bien sourde, si elle est passagère ou continue. Enfin vous déterminerez le siège précis de cette douleur, dans la verge, au-dessus du pubis ou ailleurs.

Troisièmement, y a-t-il ou y a-t-il eu parfois du *sang* dans l'urine? Ce sang est-il brunâtre et intimement mélangé ou bien ne l'est-il pas et présente-t-il une couleur rouge clair? Au commencement de la miction, l'urine semble-t-elle normale ou à peine teintée en rose, et à la fin devient-elle rougeâtre, foncée et évidemment chargée de sang? ce sang augmente-t-il à la suite de marche ou d'exercice, ou dans d'autres cas?

Quatrièmement, vous observez les caractères du *jet d'urine*. Est-il mince ou gros, déformé ou régulier, faible ou fort, continu ou interrompu? S'échappe-t-il en partie ou en totalité par des trajets fistuleux?

Cinquièmement, existe-t-il quelque *altération de l'urine*, soit visible à la simple inspection, soit reconnaissable seulement à l'analyse physique et chimique? Vous remarquerez si, au début de la miction, un peu de muco-pus s'écoule avant ou avec les premières gouttes d'urine. La quantité d'urine rendue est-elle considérable ou au contraire peu abondante? Ses éléments normaux sont-ils nombreux ou rares? Contient-elle de l'albumine, du sucre, etc.? Quels sont les dépôts inorganiques, cristaux ou autres, qu'on y rencontre? Renferme-t-elle habituellement ou par moments des matières organiques se déposant au fond du vase et quelles sont ces matières? Enfin, pratiquez toujours l'analyse complète de l'urine, laquelle ne peut nécessairement être poussée bien loin au lit du malade[1].

Sixièmement, vous chercherez s'il existe ou s'il a existé, à un moment donné, quelque point douloureux dans le dos, la région lombaire et les flancs. On demandera si cette douleur est ou a été continue ou passagère et l'on s'informera de tous les phénomènes qui pourraient ressembler à une colique néphrétique.

Enfin, il ne faut pas oublier de rechercher les signes d'hydropisie, d'œdème ou de toute autre complication, indiquant un trouble fonctionnel du rein.

En procédant à l'examen du malade suivant l'ordre que je viens d'indiquer, vous arriverez la plupart du temps au diagnostic de la maladie; mais il n'en est pas toujours ainsi. L'exploration directe est dans certains cas nécessaire : c'est, par exemple, lorsque le jet d'urine est habituellement petit, lorsque la miction est fréquente, douloureuse et difficile, lorsque chez un vieillard l'excrétion de l'urine s'opère faiblement; il en est de même si la rétention est manifeste, si l'urine est constamment alcaline et muco-purulente ou si elle contient du sang rouge, et particulièrement s'il existe des symptômes d'irritation vésicale.

L'exploration directe est simple et facile à pratiquer, et, bien qu'elle soit redoutée par quelques malades, elle ne leur procure qu'un très léger surcroît de souffrance, pourvu qu'elle soit convenablement exécutée. De plus, vous ne risquez que rarement de faire éclater la fièvre ou

---

1. Voyez sir Henry Thompson, *Leçons cliniques*, leçon XXIVe, Examen de l'urine. Paris, J.-B. Baillière, 1883.

d'autres complications si vous vous placez dans certaines conditions : par exemple, procédez toujours avec la plus extrême douceur, abstenez-vous de toute intervention tant qu'il existe des phénomènes d'inflammation locale et ne négligez pas, après l'exploration, les soins minutieux nécessaires à un malade en pareil cas.

Le calibre de l'urètre est déterminé par le passage d'une bougie souple de moyen volume. Vous reconnaîtrez que la vessie se vide naturellement d'une façon complète en y introduisant une sonde molle immédiatement après que le malade vient d'uriner. La présence d'un corps étranger vous est révélé par la sonde à petite courbure [1], qu'on manœuvre méthodiquement et avec douceur. L'état de la prostate et du bas-fond de la vessie se constate à l'aide du doigt introduit dans le rectum : on recherche ainsi l'hypertrophie, les dépôts cancéreux et même les calculs, lorsqu'ils sont enchatonnés, anormalement situés, extrêmement volumineux, etc... Vous n'oublierez pas l'examen du périnée et du scrotum, non plus que la palpation et la percussion de l'abdomen dans la région sus-pubienne, au niveau des deux reins, et sur le trajet des uretères. Vous arriverez souvent ainsi à découvrir une rétention d'urine, une tumeur, une augmentation de volume, une fluctuation, un point douloureux, etc...

Telle est l'esquisse d'un examen complet, suffisant la plupart du temps, selon moi, pour vous donner la solution de presque tous les cas qui peuvent se présenter dans la pratique, c'est-à-dire quatre-vingt-dix-neuf fois sur cent, si nous voulons traduire cette proportion par des chiffres.

Donc quelquefois, même après avoir conduit avec patience l'examen du malade d'après le plan que je viens de

---

[1] Voyez *Leçons cliniques,* Leçon XIe, traduction française.

vous indiquer, vous ne parviendrez pas encore à découvrir la
cause des symptômes que vous avez constatés ; néanmoins
vous serez presque toujours sur la trace du diagnostic
exact. Aussi, vous aurez le plus grand avantage à procéder de cette façon dans les cas extrêmement difficiles :
vous arriverez ainsi à soupçonner la présence d'un calcul
enchâtonné lorsque vous rencontrerez, en même temps
que des mictions habituellement très douloureuses et fréquentes, une urine contenant du muco-pus et par instants
du sang. De même, vous aurez lieu de croire à l'existence
d'une tumeur de la vessie (je ne parle pas ici de ces infiltrations cancéreuses des parois vésicales que l'on diagnostique aisément par le toucher rectal), lorsque, avec
des hématuries durant depuis très longtemps ou fréquemment répétées, vous trouverez à un moment donné dans
l'urine des débris organiques, dont l'examen microscopique indiquera d'ailleurs la nature. Dans ces cas, du
reste, c'est de l'opération seule qu'on peut espérer quelque
amélioration durable.

En outre, on rencontre fréquemment, par exemple
chez les vieillards qui ne peuvent uriner sans se sonder
très souvent, une autre cause de cystite extrêmement intense ; celle-ci est rarement améliorée par les traitements
ordinaires, parce qu'elle est entretenue par l'intervention
même, c'est-à-dire la sonde, sans laquelle le malade ne
pourrait vivre. C'est en somme un cercle vicieux, et les
choses vont ainsi de mal en pis. Dans ces conditions,
l'issue de la maladie est fatale ; mais pourtant cette cruelle
considération ne doit pas nous empêcher de nous inté-
resser au sort de ces malheureux ; et, s'il est vrai que leur
mort est inévitable, il ne faut pas oublier qu'elle est pré-
cédée de souffrances terribles et prolongées. J'ai observé
un très grand nombre de malades de cette catégorie, et

j'ai malheureusement constaté que, dans la dernière période de leur affection, on ne pouvait guère leur apporter quelque léger soulagement qu'en les soumettant à l'influence des narcotiques. Cette triste constatation m'a péniblement impressionné et a fait naître en moi le désir et l'espoir de trouver les moyens de soustraire quelques-uns de ces malheureux parfois à la mort, ou tout au moins aux souffrances qui la précèdent.

Il y a plus de quinze ans (janvier 1869) que, chez un homme âgé d'une soixantaine d'années, à « University College Hospital », j'ouvris pour la première fois la vessie dans le seul but de diminuer les douleurs d'une cystite très intense, non compliquée de rétention. Je pratiquai une incision à la région sus-pubienne et je laissai pendant quelques semaines un tube dans la vessie, afin de drainer et de soulager ainsi cette dernière. Dans six autres cas, j'ai agi de la même façon, obtenant quelque diminution des douleurs, mais cependant avec moins de soulagement durable pour le malade que je l'avais espéré. L'ouverture était mal placée pour le drainage ; le contact de l'urine, mouillant constamment l'opéré, était des plus désagréables et le forçait à garder continuellement la chambre. Néanmoins, le dernier cas, pour lequel j'ai pratiqué cette opération, m'a paru tellement instructif et si concluant que, depuis lors, j'ai résolu d'agir différemment à l'avenir. Aussi ai-je fini par adopter, à l'égard de ces cas, une règle de conduite que j'ai continué de suivre depuis quatre ans et dont je pourrai vous exposer, dans ma prochaine leçon, les résultats sans aucune réserve. Mais, auparavant, je tiens à vous retracer l'observation résumée du cas auquel je faisais allusion tout à l'heure.

M. C. était âgé de trente et un ans lorsqu'il vint me consulter pour la première fois en 1870. Depuis six ans, il avait eu à différentes reprises quelques hématuries passagères. L'urine contenait plus de sang à la fin qu'au commencement de la miction. Le sang paraissait donc, dès cette époque, provenir de la vessie.

Après deux ou trois visites, le malade se considérant comme guéri partit pour un voyage sur mer, dans le but de rétablir complètement sa santé. Mais, il revint me voir en octobre 1874, parce qu'il avait eu récemment plusieurs hématuries abondantes. Je le sondai sans rien sentir dans sa vessie ; néanmoins, je découvris dans son urine quelques cellules fusiformes, que je pris même soin de dessiner dans mon carnet de visites ce jour-là.

En 1876, les hématuries continuèrent, revenant plus fréquemment. Après avoir fait uriner le malade devant moi, je trouve encore trois onces (90 grammes) d'urine restée dans la vessie ; aussi, je lui donne le conseil de se sonder tous les jours. Cette pratique empêche le retour des hématuries ; d'ailleurs quand le malade ne faisait pas d'efforts, il n'y avait pas de sang pendant la miction.

En 1877, on remarqua quelques débris organiques dans l'urine. Un cathétérisme explorateur de la vessie ne fournit aucun renseignement. Le malade est plus affaibli ; les mictions sont fréquentes et douloureuses.

En 1878, les douleurs en urinant sont devenues si intenses que je prends le parti de pratiquer par la voie sus-pubienne une ouverture à la vessie et de soulager cette dernière en y laissant un drain. Du reste, il fallait procurer au malade un peu de sommeil, que ses efforts continuels rendaient presque impossible. L'opération amena quelque soulagement, mais la faiblesse s'accentua de jour en jour et la mort survint environ un mois plus tard.

A l'autopsie, on trouva dans la vessie une tumeur pédiculée, ressemblant pour la forme et le volume à une figue ordinaire : on en pouvait facilement pratiquer l'ablation en agrandissant un peu l'incision sus-pubienne. (Voir fig. 1.)

Ce qui ressort, à mon avis, de cette observation, c'est que la sonde ordinaire, « *ce doigt allongé* » de la main du praticien, comme je l'ai souvent appelée dans mes leçons[1], a été incapable de me donner aucune indication sur la présence de cette volumineuse tumeur vésicale. Supposons que j'aie introduit mon doigt dans la vessie, j'aurais immédiatement constaté que la tumeur était très facile à enlever et alors combien aurait été différente l'issue du cas précédent! Le malade pourrait avoir aujourd'hui non seu-

---

1. Voyez *Leçons cliniques*, leçon IVᵉ, traduction française.

lement conservé la vie, mais encore recouvré la santé. Quelle conduite devais-je désormais tenir, dans des circonstances aussi graves et aussi difficiles, pour déterminer la présence d'une semblable tumeur par le toucher direct, comme j'aurais pu le faire si facilement ici? Les questions

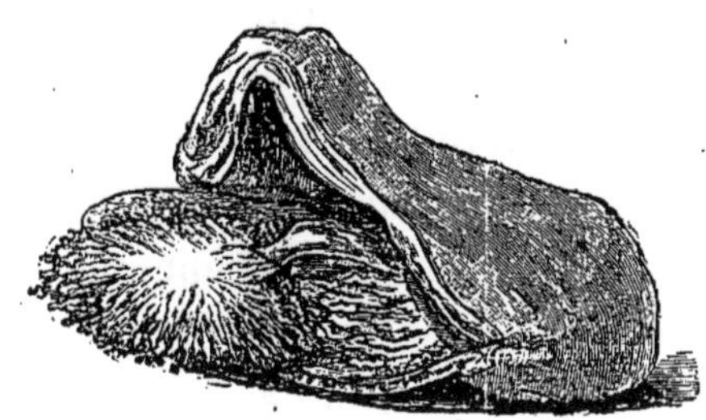

Fig. 1. — Papillôme frangé, à pédicule étroit. Cas de Clark.
(Musée d'University College, n° 1500.)

suivantes se posent naturellement : Est-il possible d'explorer avec le doigt toute la surface interne de la vessie? Et, s'il en est ainsi, par quelle région doit-on agir pour pratiquer cette exploration dans les meilleures conditions de facilité et de certitude? Par le périnée ou par la région sus-pubienne? Les expériences sur le cadavre ne laissent aucun doute à ce sujet. Par une petite incision périnéale de l'urètre membraneux, suffisante pour admettre le doigt, on arrive au col de la vessie, et, en appuyant en même temps fortement avec l'autre main sur la région sus-pubienne, on explore sans difficulté la muqueuse vésicale tout entière. Si, sur le vivant, on arrive à obtenir par l'anesthésie le même degré de flaccidité et de relâchement que l'on rencontre sur le cadavre, comment ne serait-il pas possible d'effectuer aussi aisément cette exploration dans tous les cas?

Plusieurs fois déjà, j'ai eu occasion de pratiquer cette recherche, notamment dans le cours d'une ou deux opérations de taille ; enfin je la fis sur un malade qui vint réclamer mes soins en 1880 pour divers symptômes douloureux et mal définis. Le cas, eu égard à sa bizarrerie, mérite d'être rapporté. Après avoir trouvé un petit calcul que je broyai d'ailleurs facilement, j'en sentis un autre que je crus enchatonné et non justiciable par conséquent de la lithotritie. C'est pour élucider ce fait que je me décidai à tenter l'exploration digitale de la vessie au mois de novembre 1880. L'opération eut lieu en présence du Dr Seegen (de Vienne) et du Dr Paggi (de Florence), qui étaient de passage ici à cette époque, ainsi que de M. Ceely, d'Aylesbury. Le relâchement complet des muscles abdominaux étant obtenu par l'éthérisation, je pratiquai une incision médiane, et, en introduisant le doigt dans la vessie, je vis de suite qu'il me serait facile d'explorer toute la face interne de cet organe. Alors, à ma grande surprise, au lieu d'un calcul, je constatai la présence d'une tumeur pédiculée, assez volumineuse, recouverte d'une mince couche de phosphates, qui s'étaient déposés à sa surface. C'était ce revêtement phosphatique qui, joint à l'immobilité de la masse, m'avait fait croire, pendant la lithotritie pratiquée au mois d'août précédent, à l'existence d'un calcul enchatonné. Je saisis la tumeur avec une petite tenette et je l'enlevai en tordant le pédicule. Contre mon attente, je l'avoue, le malade guérit rapidement ; depuis lors il est redevenu très actif et jouit d'une excellente santé : aucun signe de tumeur, aucun symptôme n'a reparu. Cette opération eut lieu à l'automne de 1880 ; il y a donc plus de quatre ans. J'attendis un an et demi avant de présenter mon opéré et son histoire à la « Royal Medical and Chirurgical Society » et avant de vouloir conseiller d'imiter la conduite, que j'avais tenue dans le cas précédent, pour les cas aussi difficiles qui pourraient se présenter à l'avenir. J'avais d'ailleurs, à cette date, répété la même opération dans trois autres cas d'affection chronique de la vessie, qui n'étaient pas des tumeurs. (Le résumé de l'observation précédente, avec le diagramme de la tumeur enlevée, figure au nº 1 du Tableau qui se trouve à la page 99.)

Dans une prochaine leçon, je vous exposerai, avec ses indications et ses résultats, les détails de cette opération, qui consiste à pratiquer sur l'urètre une incision par laquelle on introduit le doigt pour aller explorer toute la face interne de la vessie.

LEÇON II

Messieurs,

Ainsi que je vous l'ai annoncé dans ma dernière leçon, nous allons étudier aujourd'hui l'exploration méthodique de la vessie par le doigt, opération que je regarde comme très utile, et même comme nécessaire, dans toute affection vésicale de nature indéterminée, quand par les moyens ordinaires, y compris le cathétérisme convenablement pratiqué avec anesthésie, on n'est pas parvenu à établir un diagnostic exact. Afin de préciser cette nouvelle méthode, je l'ai appelée *exploration digitale de la vessie*, et c'est sous cette dénomination que j'en ai publié les premiers résultats, non en Angleterre, mais dans le numéro du 18 juin 1882 de la *Semaine médicale* de Paris; dans cet article, j'ai également exposé les indications de cette opération, que je vous détaillerai tout à l'heure.

Dans les procédés chirurgicaux eux-mêmes, il n'y a en somme rien de nouveau, et je ne connais rien qui puisse être regardé comme tel par aucun chirurgien actuel.

Comme les autres, j'ai souvent incisé l'urètre par le périnée pour un rétrécissement, pour une fistule urinaire chronique et rebelle, pour un gravier arrêté dans le canal, pour un calcul enchatonné au niveau du col de la vessie, et même une fois après une lithotritie, chez un malade incapable d'uriner sans sonde et qui ne pouvait s'introduire cet instrument, etc... Mais le but que je me propose, en agissant comme je vous le montrerai dans un instant, est complètement nouveau : je cherche uniquement à explorer avec le bout du doigt toute la surface interne de la vessie, afin d'en reconnaître l'état, sans qu'il soit besoin de pousser plus loin l'opération, à moins cependant que la découverte d'une tumeur ou d'autre chose n'impose une intervention chirurgicale. Il me semble donc important de vous préciser la voie chirurgicale la plus courte et la plus facile pour atteindre ce but, en même temps que le procédé qui fait courir au malade le moins de risques.

Au premier abord, on croirait qu'une incision comprenant le col de la vessie est nécessaire et que l'opération peut quelquefois prendre les proportions d'une véritable taille. Heureusement, l'expérience prouve qu'une incision étendue n'est aucunement utile et qu'une section portant sur l'urètre périnéal est suffisante; ce n'est, en somme, qu'une sorte d'urétrotomie externe[1]. De plus,

---

1. Au concours du prix Jackson, en 1851, je fus appelé à tracer un résumé historique de cette opération et je rappelai alors qu'elle était pratiquée à la fin du XVII⁰ siècle par Richard Wiseman, en Angleterre, et à peu près à la même époque par Tolet, Colot, Petit, Ledran et d'autres chirurgiens en France : ces derniers lui avaient donné le nom de « boutonnière ». (Voyez *Des rétrécissements de l'urètre*, traduct. française, par Édouard Martin. Paris, 1881. Chap. IX.) De la part de ces chirurgiens, l'opération avait pour but d'ouvrir un passage à l'urine dans les cas de rétention ou de traiter ainsi les rétrécissements infranchissables. L'objet que je me propose est tout à fait différent.

l'opération est ordinairement sans danger d'aucune sorte. L'incision du périnée sur la ligne médiane, au niveau de l'urètre, immédiatement au devant de la prostate, est une des interventions chirurgicales les plus simples et les plus bénignes. Si l'on comprend dans la section l'urètre prostatique, afin de faciliter l'introduction répétée des instruments et l'ablation d'une tumeur, le danger est évidemment accru en proportion de la somme de délabrements pratiqués. En outre, le danger immédiat, auquel on expose le malade, est bien moins le fait de l'incision urétrale que de la plaie qu'on détermine en détachant la tumeur de la paroi vésicale.

Dans la taille, l'urètre, et surtout le col de la vessie, peuvent être certainement lésés dans l'extraction forcée d'un calcul gros et rugueux, mais les accidents sont parfois autrement graves dans l'ablation d'une tumeur.

Il y a donc bien longtemps qu'a été imaginé le procédé chirurgical dont je viens de parler, qu'on l'appelle comme aujourd'hui *urétrotomie externe*, ou qu'on adopte comme les anciens chirurgiens français le terme plus convenable de *boutonnière*, terme qui lui-même montre combien à cette époque une telle opération paraissait simple et sans conséquence. Néanmoins, une longue expérience m'a prouvé qu'il n'était pas indifférent de le mettre en pratique à la légère de telle ou telle façon. En conséquence, je tiens à vous démontrer d'abord que, par l'incision médiane du périnée, on s'ouvre une voie indubitablement plus courte pour arriver au col vésical qu'en commençant l'incision sur toute autre partie latérale, comme on l'a proposé. C'est ce point que je vais vous exposer maintenant, en vous détaillant la manière de procéder qui me paraît préférable pour atteindre le but avec facilité et certitude.

Manuel opératoire. — La position du malade et les instruments et accessoires généraux sont ceux de la taille.

Dès que l'anesthésie par l'éther est complète, on introduit dans la vessie un cathéter de moyen calibre, à petite courbure, et présentant une rainure large et profonde. Le malade est amené sur le bord de la table ; ses pieds et ses mains sont entravés par les chevilles et les poignets et tenus par deux aides comme dans la taille ; un autre aide maintient le cathéter. Le chirurgien, étant assis, introduit dans le rectum son index gauche, de façon à reconnaître avec l'extrémité du doigt la position du cathéter cannelé, séparé par l'épaisseur des tissus, et à laisser ce doigt appuyé sur le bec de la prostate pour servir de guide

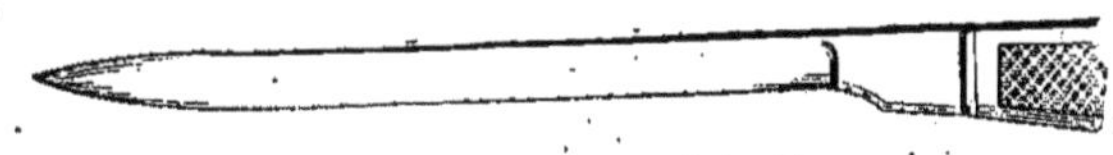

Fig. 2. — Bistouri droit.

à l'instrument. Il peut d'ailleurs, de sa main droite, prendre le manche du cathéter et le placer lui-même dans la position voulue, avant de le remettre dans la main de l'aide. Maintenant son index gauche dans le rectum, l'opérateur, avec un bistouri long, étroit et à dos droit (fig. 2), incise alors verticalement la peau et le tissu cellulaire sur la ligne médiane, c'est-à-dire sur le raphé, dans une étendue d'un pouce et quart environ (3 centimètres et demi), l'extrémité inférieure de l'incision se terminant à peu près à trois quarts de pouce (2 centimètres) au-dessus de l'anus. Il enfonce ensuite horizontalement le bistouri, le bord coupant tourné en haut, à la partie inférieure de l'incision, exactement au devant de la face antéro-supérieure du rectum et parallèlement à celle-ci. Guidé dans une certaine mesure par la proximité de l'index gauche, il dirige la pointe de façon qu'elle arrive à la portion membraneuse de l'urètre et qu'elle la perfore en s'engageant dans la rainure du cathéter. Le contact étant nettement établi, il incise l'urètre sur le cathéter dans une longueur de quelques lignes (10 à 12 millimètres environ) par un mouvement de la pointe d'arrière en avant; puis il retire le bistouri, en sectionnant ainsi peut-être un peu des tissus sus-jacents, mais en évitant, autant que possible, toute lésion du bulbe lui-même et en ne pratiquant, en somme, qu'une plaie capable d'admettre le doigt et d'être comblée entièrement par lui. Ensuite, le chirurgien insinue dans

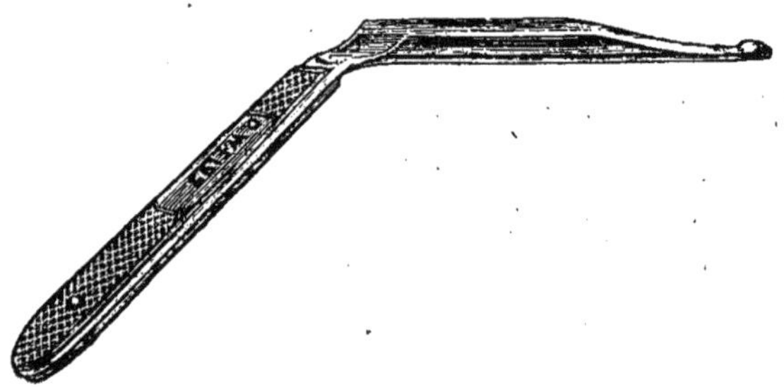

FIG. 3. — Gorgeret.

la rainure du cathéter la pointe terminale du gorgeret (lequel peut être cannelé, lui aussi, afin de s'adapter exactement au dos du bistouri, avant que ce dernier ait été enlevé) (fig. 3). Ce gorgeret est ainsi enfoncé doucement le long de l'urètre jusque dans la vessie. L'opérateur peut alors sortir l'index gauche du rectum et prendre le cathéter dans sa main, ou même le manche des deux instruments en même temps. En tous cas, le cathéter est retiré et pendant un instant le gorgeret est maintenu en place par la main droite; puis, le long de ce dernier, et à mesure qu'on le retire, l'index gauche est lentement et doucement introduit au travers du col vésical. A ce moment, l'extrémité du doigt explorateur se trouve ordinairement libre dans la cavité de la vessie, et il n'est pas rare que, par le toucher, on reconnaisse déjà l'état morbide pour lequel l'exploration a été entreprise. Quoi qu'il en soit, l'opérateur maintient l'index gauche à sa place et l'enfonce profondément dans la cavité; il se lève même de son siège, s'il est nécessaire, et avec sa main droite il fixe la vessie et déprime convenablement la région sus-pubienne. C'est ainsi que la paroi antéro-supérieure de la vessie est amenée au contact de l'index gauche. La chose est facile si l'anesthésie est complète, c'est-à-dire si les muscles abdominaux sont complètement flasques et inertes. Le chirurgien s'assure donc rapidement de la présence ou de l'absence d'une tumeur; s'il ne trouve pas celle-ci, il change un peu le siège de la pression sus-pubienne et enfonce aussi loin que possible l'extrémité de l'index gauche, examinant point par point toute la surface interne de la vessie. D'abord, il se rend compte de l'état de la muqueuse tapissant les parois vésicales et constate si elle présente une surface unie comme du satin, qui caractérise cette membrane à l'état sain, ou bien si elle est plus ou moins rugueuse ou veloutée par places, ces altérations atteignant rarement toute l'étendue de la muqueuse. Au contraire, il peut parfois rencontrer une surface entièrement irrégulière, mais soulevée à certains endroits par des saillies de fibres entrelacées avec dépressions et interstices correspondants, signes de l'hypertrophie de la couche musculaire. En même temps, il recherchera la présence de toute espèce d'inégalités quelconques sur la face interne, et notamment de ces petites papilles qu'on a aussi appelées « *villosités* ».

En explorant plus complètement encore, vous arriverez souvent avec l'ongle à séparer des parois quelques matières rugueuses et à trouver une sorte de tunique, plus ou moins adhérente à la muqueuse et encroûtée de dépôts calcaires : elle ressemble en somme à une fausse membrane, susceptible d'être détachée comme une pelure et enlevée facilement. Dans d'autres cas, vous sentirez une véritable croûte complète de phosphates, incrustée sur une région irrégulière de la paroi, et il est possible de la séparer d'elle sans aucune difficulté. Quelquefois, le doigt tombe sur un petit calcul, à moitié caché, qui peut occuper une partie seulement, mais le plus souvent la totalité d'une petite cellule; ou bien ce calcul est logé dans une crevasse comme il s'en rencontre, ou simplement il forme une légère saillie entre deux plis hypertrophiés ou deux rides de la muqueuse, qui le maintiennent dans une position telle qu'il a défié là sans doute à la fois la sonde et le lithotriteur. Toutes les formes d'hypertrophie prostatique peuvent également être ainsi constatées, et il est facile d'étudier leur influence sur la fonction vésicale d'après leur volume et leur situation sur le col de la vessie; quelques-unes semblent alors quelquefois justiciables, à un certain degré, d'une intervention chirurgicale, comme cela est en partie démontré dans l'Observation XLI, placée à la fin de cette Leçon.

En vérité, il est difficile de dire aujourd'hui tout ce qu'on peut trouver ou non dans une vessie, car des faits récents sont venus jeter un jour nouveau sur certains états pathologiques, inconnus autrefois, et dont il me reste à vous parler maintenant. Il est peu de circonstances, je l'avoue, qui pour moi excitent autant de curiosité pleine d'intérêt, que l'instant où mon doigt pénètre dans une vessie; aussi, depuis des mois et même des années, cette question est-elle le sujet de mes recherches et de mes réflexions les plus attentives.

Le chirurgien qui a déjà une certaine expérience est

seul à même de comprendre quel sentiment de joie et,
j'ose le dire, de satisfaction j'ai éprouvé bien des fois, au
moment où je m'apercevais que l'événement justifiait
pleinement mon intervention. Tout à coup la cause cher-
chée se révèle à nous dans son évidence : combien alors
sommes-nous heureux quand nous pouvons constater,
après une exploration de ce genre, que le moyen de supprimer sûrement cette cause de tant d'années de souffrances est en notre pouvoir.

Le plus habile chasseur en quête d'aventures ou le
plus hardi et le plus infatigable explorateur d'une terre
inconnue, quand le succès vient enfin couronner leurs
longs et patients efforts, ne passent pas, j'en suis sûr, de
plus doux instants que nous lorsque, après des recherches
soigneuses et prolongées, nous parvenons à découvrir la
cause jusque-là cachée qui eût déterminé une mort inévitable et prochaine, et lorsque nous nous sentons capables
de sauver la victime !

Revenons à notre sujet, et supposons que l'exploration
ci-dessus décrite ait clairement démontré l'existence d'une
tumeur. L'opérateur doit tout d'abord porter toute son attention sur le volume de cette production morbide, sur sa
forme, sur son siège et sur son implantation à la paroi
vésicale. C'est là un sujet d'une importance capitale ; dans
la prochaine leçon, nous examinerons quelle est la meilleure méthode à employer pour pratiquer l'ablation de
cette tumeur.

Par contre, si vous n'avez pas trouvé de tumeur, vous
subordonnerez votre intervention aux diverses conditions
morbides ou irrégulières qui auront pu être révélées par
l'exploration. Si quelque calcul ou autre dépôt calcaire a
été enlevé, ou si la vessie et l'urètre ont besoin d'être
maintenus dans un état de repos absolu, afin de suspen-

dre complètement leurs fonctions pendant quelques jours, la libre issue de l'urine doit être assurée. Dans ce but, un tube de caoutchouc, souple mais résistant, d'un calibre d'un quart de pouce environ (7 millimètres) et long de six pouces (16 millimètres), percé d'un orifice non seulement terminal, mais aussi latéral, est plongé dans la vessie par son extrémité taillée en biseau. Ce tube, laissé à demeure dans la plaie, dépasse un peu celle-ci, de façon à porter directement l'urine dans un réceptacle destiné à la recevoir. Si l'objet du traitement est le dernier décrit (repos des fonctions vésicales), le tube peut être maintenu en place pendant une semaine au moins, sans que sa présence devienne pénible pour le malade; dans le cas contraire, il serait remplacé par une grosse sonde molle. Il vous est d'ailleurs possible, dans certains cas, de renoncer à tout instrument, sonde ou tube, au bout du premier ou du deuxième jour, et de permettre à l'urine de s'écouler librement par la plaie. Si cependant le tube ne détermine qu'une irritation nulle ou insignifiante, il est bon de le maintenir jusqu'à ce que la vessie ait été suffisamment reposée par le drainage, c'est-à-dire pendant quelques jours, une semaine par exemple; une plus longue période est même parfois nécessaire. (Voir les Observations V, VIII et XLIII.) Le soulagement éprouvé alors par certains malades est tellement considérable que ces malheureux, contraints depuis des mois à des cathétérismes continuels, et obligés auparavant de se sonder jusqu'à vingt fois et plus tous les jours, demandent souvent qu'on prolonge la durée du drainage, ce qu'on peut d'ailleurs leur accorder. Pour un homme qui depuis plusieurs mois n'a jamais eu deux heures consécutives de sommeil (et encore, dans quelques cas de longue durée, cet intervalle de calme n'atteignait même pas une heure), la faculté de reposer, sans être dérangé, pendant un temps illimité, constitue un bienfait inappréciable, qui produit parfois les effets les plus favorables sur ses fonctions digestives, ses forces et son esprit. J'ai observé quelques exemples d'autant plus remarquables de soulagement, dû à cette intervention, que ce soulagement est demeuré permanent.

Il est juste que nous consacrions maintenant quelques instants à l'étude de cette même opération chez la femme : comment, chez elle, faut-il agir dans les formes obscures d'affections vésicales pour arriver au diagnostic exact et à un traitement efficace? Pour accomplir une exploration digitale de la vessie chez la femme, il est indispensable de pratiquer une dilatation de l'urètre suffisante pour admettre l'introduction de l'index; cette dilatation peut être faite au moyen d'un dilatateur à trois branches[1] ou autrement; après quoi, l'opération est aussi facile que chez l'homme avec l'incision périnéale. De quelque manière et si rapidement qu'elle soit exécutée, la dilatation implique toujours, à mon avis, une certaine déchirure ou rupture de l'urètre, que, du reste, je n'ai jamais vue être suivie d'aucun accident durable. J'ai eu à examiner cinq femmes dans le but d'arriver à un diagnostic précis, et deux fois j'ai trouvé des tumeurs que j'ai enlevées l'une et l'autre, sans avoir besoin de recourir à un élargissement plus considérable du canal.

1. Pour dilater l'urètre de la femme, on peut se servir, il est vrai, comme l'indique sir Henry Thompson, d'un instrument à trois branches qui s'écartent, analogue à ceux de Larrey et de Demarquay pour l'anus et de Laborde pour la trachéotomie. Mais, en France, on préfère généralement les dilatateurs à mandrins gradués de F. Guyon et de Duplay, dont l'application ne détermine qu'une hémorragie insignifiante et est suivie très rarement d'incontinence d'urine. D'ailleurs, d'après L. Le Fort, il est possible parfois chez les adultes d'introduire le petit doigt dans la vessie d'emblée et sans instruments; au bout d'un instant, on le remplace par l'index. (R. Jamin.)

On a objecté que, quand la prostate était notablement hypertrophiée, spécialement chez les sujets gras, il n'était pas possible d'explorer la vessie par le procédé que je viens de vous décrire. Théoriquement, l'objection paraît avoir de la valeur, mais ma pratique m'a montré que la difficulté était rarement importante; dans une seule circonstance, je ne suis pas parvenu à toucher toute la face interne de la cavité vésicale.

Lorsque l'anesthésie est complète, le but est atteint beaucoup plus facilement que bien des personnes se l'imagineraient *à priori*. En effet, avant qu'une telle anesthésie ait été possible, l'exploration digitale de la vessie n'aurait jamais été ni exécutée ni même proposée. C'est une des nombreuses applications de l'art chirurgical qui doit son origine uniquement à cette influence. Si le relâchement complet et absolu des muscles abdominaux est obtenu, il est curieux de voir avec quelle facilité le contenu du bassin peut être refoulé en bas vers le périnée par un aide habile et intelligent et peut être touché par l'opérateur, quelque volumineuse que soit la prostate. Mais si, malgré l'éthérisation, le malade offre encore une certaine résistance de ses muscles abdominaux, les efforts deviennent stériles, et il ne faut pas chercher à explorer; ordinairement, les insuccès proviennent beaucoup plus, je crois, de cette circonstance que d'aucune autre [1].

1. Il est probable qu'avec la résolution chloroformique on obtient une flaccidité des muscles abdominaux plus complète que sur le cadavre et qu'ainsi la pression sus-pubienne amène facilement toute la face interne de la vessie au contact de l'index explorateur. Car, dans de récentes expériences cadavériques, qu'il rapporte dans sa remarquable thèse inaugurale *(De l'intervention chirurgicale dans les tumeurs de la vessie.* Paris, 1884), le Dr A. Pousson n'est pas parvenu à explorer la vessie de certains sujets. Autant, d'après lui, la chose est facile dans ses moindres détails sur les cadavres jeunes et maigres, autant elle est difficile chez les sujets d'âge moyen et un peu gras; le doigt pénètre bien

En outre, une exploration digitale n'est pas fréquemment nécessaire dans les cas où la prostate est très volumineuse, la cause des symptômes étant généralement assez évidente et ne justifiant pas, par conséquent, de plus longues recherches.

La vessie, néanmoins, réclame parfois le drainage chez les malades atteints d'hypertrophie prostatique, à une période avancée de la maladie, et cette opération amène souvent les résultats les plus heureux et les plus durables[1]. Dans ce cas, une très petite incision uré-

alors dans le réservoir urinaire, mais il ne peut se retourner dans son intérieur et ne donne que des sensations vagues. Enfin, chez les sujets âgés et vigoureux, l'extrémité de l'index n'arrive même pas dans la vessie.

D'ailleurs, MM. Whitehead et Pollard, qui ont accepté et mis en pratique plusieurs fois sur le vivant l'exploration vésicale par la boutonnière périnéale, reconnaissent dans *The Lancet* des 6, 13 et 20 octobre 1883 que trois conditions s'opposent à cette opération : 1° l'embonpoint du malade, qui augmente l'épaisseur du périnée; 2° l'hypertrophie de la prostate, qui élève le col de la vessie; 3° l'étroitesse considérable de l'orifice du bassin qui empêche la main de déprimer le périnée.

C'est aussi l'opinion de M. Heath qui, chez un malade de soixante-treize ans, dont la prostate était très volumineuse, ne put introduire son doigt dans la vessie par la boutonnière périnéale et reconnaître ainsi la cause d'hématuries inquiétantes. Malgré l'anesthésie et la pression, hypogastrique, trois chirurgiens essayèrent successivement et vainement de faire pénétrer leur index dans toute sa longueur à travers le canal et déclarèrent que l'exploration vésicale était absolument impossible. (R. J.)

1. Depuis longtemps, en effet, cette question du drainage de la vessie, dirigé contre la cystite chronique et la rétention des prostatiques, a préoccupé l'esprit des chirurgiens. François Collot, le célèbre lithotoniste, conseillait à la fin du xvii° siècle de « pratiquer une incision au périnée, y entretenir une canule pour un temps et tirer par là les urines et matières corrompues »; ce qu'il fit avec succès chez plusieurs malades dont il rapporte les observations. Deschamps, J.-L. Petit, Sabatier parlent dans le même sens. — En 1846, Willard Parker (de New-York) traite par ce procédé plusieurs vieillards qu'il avait taillés par erreur, les croyant atteints de calcul, alors qu'ils avaient seulement une cystite chronique causée vraisemblablement par l'hypertrophie de leur prostate. Puis, les chirurgiens américains (Emmet, Bozemann, Byrne, Battey, Montrose Pallen, Gross,...) appliquent aux cystites de la femme le drainage de la

trale suffit, et l'augmentation de volume de la prostate ne constituera pas un obstacle, puisque vous n'avez pas besoin de procéder à une exploration complète de la vessie. Celle-ci cependant s'imposerait à vous, si vous vous trouviez en présence de symptômes inaccoutumés, que l'hypertrophie prostatique et les troubles urinaires qui en résultent ne seraient pas capables de vous expliquer suffisamment.

Résultats. — Je vais maintenant vous résumer brièvement tous les cas dans lesquels j'ai pratiqué l'exploration digitale : ces cas sont au nombre de quarante-trois, sur lesquels vingt fois seulement j'ai rencontré des tumeurs. Les cas de tumeurs vésicales sont simplement signalés dans la liste placée plus loin; vous trouverez les détails de ces observations sous forme d'appendice à la Leçon IV. Je me propose simplement, en rapportant ces quarante-trois faits, de montrer dans quelles conditions diverses l'exploration digitale est indiquée et quels en sont les résultats.

En analysant soigneusement ces cas, on voit qu'il existe quatre classes principales d'affections vésicales, dans lesquelles on peut obtenir un très grand bénéfice d'une ouverture pratiquée sur l'urètre dans le but de dé-

vessie par la kolpo-cystotomie ou taille vésico-vaginale. — En France, les traités classiques de Boyer, de Nélaton sont muets sur ce point; mais Dolbeau et dernièrement Poinsot (de Bordeaux) ont traité par la taille périnéale des cystites chroniques rebelles chez des vieillards qu'on savait n'être pas calculeux. — Petersen (de Kiel) croit que l'ouverture périnéale est indiquée dans certains cas où l'hypertrophie prostatique amène des désordres graves dans le réservoir urinaire. — C'est également l'avis de Macfie Campbell et de Bryant, en Angleterre.

On peut aussi consulter sur cet intéressant sujet deux thèses inaugurales soutenues en 1882, l'une à Bordeaux (L.-G. Chevalier, *Traitement de la cystite chronique par la cystotomie)*, et l'autre à Lyon (M. Boymond, *Traitement des cystites rebelles par la boutonnière périnéale)*. (R. Jamin.)

vier le cours total de l'urine par une voie artificielle et de suspendre ainsi provisoirement les fonctions du canal et de la vessie. Une cinquième classe comprend les cas où l'opération est entreprise uniquement en vue d'explorer la cavité vésicale, lorsqu'il y a de fortes présomptions en faveur de la présence d'une tumeur.

La *première classe* renferme ces cas, qui sont loin d'être rares, dans lesquels tous les symptômes d'une *cystite chronique* existent depuis très longtemps et avec une intensité extrême, cystite qui a résisté à des traitements convenables et prolongés. Il faut, bien entendu, avoir en même temps la certitude qu'il n'y a aucune cause matérielle de cystite, telle que calcul, rétrécissement, inertie vésicale, etc... Telles sont les Observations II, XXIV, XXXI et XLIII.

La *deuxième classe* comprend ces exemples d'*hypertrophie prostatique* et d'*atonie vésicale*, dans lesquels la vessie doit être vidée par la sonde plusieurs fois dans les vingt-quatre heures, et dans lesquels la cystite chronique douloureuse est ordinairement aggravée, ou au moins entretenue, par la nécessité croissante du cathétérisme, destiné à soulager le malade. Dans ces conditions, l'affection existe habituellement depuis plusieurs années et serait arrivée, suivant toute apparence, à sa dernière période, si on ne lui apportait un complet soulagement. Voyez les Observations V et XXXIV.

La *troisième classe* embrasse ces faits, peut-être beaucoup moins rares qu'on l'a supposé, de *calculs enchatonnés* ou de dépôts phosphatiques adhérents à la paroi : on soupçonne leur existence, sans toutefois qu'on puisse l'affirmer, au moyen de la sonde. Les Observations III, IV, VII, XXII et XXXVI rentrent dans cette catégorie.

Dans la *quatrième classe* trouvent place ces cas dans

lesquels la *douleur* et la *grande fréquence des mictions*, ainsi que l'*hématurie*, se manifestent depuis longtemps, ensemble ou séparément ; il n'existe pas de signes de cystite, car l'urine coule claire et exempte, ou à peu près, de dépôts muco-purulents ; en outre , les recherches les mieux conduites ne parviennent pas à découvrir la cause de ces symptômes. Une exploration ne permet de constater aucune transformation organique et le diagnostic d'un tel cas n'est aucunement éclairé ; cependant, on suspend les fonctions de la vessie et de l'urètre pendant une semaine ou même davantage, et les malades se trouvent plus ou moins complètement guéris [1]. Six faits de ce genre sont rapportés plus loin : dans trois cas (Observations VIII, XIV et XXXV), il y a eu guérison absolue, tandis que dans les trois autres (Observations XVII, XXXIII et XLI) le malade a été seulement considérablement soulagé, mais non radicalement guéri. Le résultat de l'opération, entreprise dans ces circonstances, comme dernière ressource tout au moins, a été surprenant et plein du plus vif intérêt. A mon avis, chez certains individus, lorsqu'une poussée de cystite, s'étant accompagnée de mictions très fréquentes, est guérie, le besoin de vider la vessie toutes les demi-heures ou toutes les heures, qui était d'abord naturel et nécessaire, continue néanmoins quand l'affection locale a disparu, et cela en dépit de tous les efforts tentés pour le surmonter. Un tel résultat peut être regardé

1. Bien souvent le professeur F. Guyon a fait remarquer que toute vessie malade capable de se distendre est susceptible de devenir douloureuse, de se congestionner et de saigner ; lorsque, au contraire, on lui enlève la faculté de se distendre, lorsque de réservoir contractile on la transforme temporairement en un simple conduit, elle perd en très grande partie la possibilité de se congestionner et de s'enflammer. Aussi M. Guyon conseille-t-il également de maintenir parfois ouverte la plaie vésicale, c'est-à-dire la plaie hypogastrique par laquelle il pratique l'ablation des tumeurs vésicales. (R. J.)

comme la persistance d'habitudes morbides dans certains tempéraments. Je ne suis pas arrivé à éclaircir davantage cet état pathologique ; dans aucun cas, mes recherches ne m'ont rien fait découvrir qui expliquât complètement ces symptômes.

En outre, vous trouverez rapportés dans les observations qui suivent trois faits qu'on ne peut faire rentrer dans les catégories précédentes. Dans le premier, j'ai trouvé des adhérences entre les parois muqueuses de la vessie ; je les ai rompues avec le doigt. (Observation XII.) Dans le second, il s'agissait d'une contracture et d'une rigidité extrêmes du col vésical, que j'ai incisé. (Observation XLI.) Enfin, dans le troisième, l'hématurie était causée par de nombreuses et fines papilles villeuses, tapissant toute la muqueuse vésicale ; je les ai détruites par le grattage, suivi d'applications caustiques. (Observation XXXVII.) Dans chacun de ces cas, j'ai déterminé une amélioration considérable : le dernier notamment a été suivi d'un plein succès.

Malgré les excellents résultats consignés dans ces observations, je n'ose pas, dans des cas aussi obscurs, attribuer à la simple opération que je conseille des prétentions plus élevées ; mais je suis sûr que, par l'application judicieuse de ce procédé, vous arriverez à soulager énormément le malade et à prolonger sa vie[1].

---

1. En France, comme le fait fort judicieusement remarquer le Dr Pousson *(loc. cit.)*, il n'est pas entré dans les habitudes chirurgicales de pratiquer des *opérations exploratrices*, surtout lorsqu'elles exigent la création de voies artificielles. On n'a recours à la dilatation des conduits naturels et à l'incision que pour confirmer un diagnostic déjà très probable, et lorsque l'on est presque certain que cette opération préliminaire contribuera à l'amélioration ou même à la guérison complète de l'affection préalablement diagnostiquée. (R. Jamin.)

Observations d'exploration digitale de la vessie
pratiquée par l'auteur.

Ces observations, au nombre de quarante-trois, quoique brièvement résumées, renferment cependant les principaux points de l'histoire et de la marche de chaque affection pour laquelle l'opération a été pratiquée, ainsi que les résultats de cette dernière. Une tumeur vésicale a été rencontrée vingt fois; pour ces cas, le fait est seulement signalé ici, les détails se trouvant dans le tableau qui termine la leçon IV.

OBSERVATION I. — T. R., 29 ans.—Exploration le 6 novembre 1880. Ablation de tumeur *(Voy. au tableau le cas n° 1).*

OBSERVATION II. — J. II., 48 ans. — Urines sanglantes depuis plusieurs années, et renfermant par moments des dépôts phosphatiques; miction très fréquente, cystite chronique, etc.

Exploration le 27 juin 1881, qui ne fait rien découvrir dans la vessie : on laisse un tube à drainage pendant une semaine.

A la date du 7 juin 1884, l'amélioration très marquée qui a suivi l'opération avait persisté depuis lors.

OBSERVATION III. — C. J., 52 ans. — Je lui ai pratiqué la taille latérale en 1880, avec le Dr Jas. W. J. Smith (de Belfast) pour un volumineux calcul d'acide urique : la plaie se cicatrise lentement; par la suite, l'urine contient de nouveau du sang et de petites masses phosphatiques.

Exploration le 17 juin 1881. Je trouve des dépôts phosphatiques adhérents aux parois de la vessie et que je retire avec le doigt; drainage de la vessie pendant une semaine. Le malade éprouve quelque soulagement, mais peu considérable.

OBSERVATION IV. — T. H., 68 ans. — Il y a plus d'un an qu'un calcul a été extrait de sa vessie par la taille. Peu après, il fut repris d'hématuries qui continuèrent plusieurs mois en dépit du traitement : il éprouvait aussi de violentes douleurs, de l'irritation vésicale et une extrême faiblesse, de telle sorte que son état était des plus inquiétants.

Exploration le 10 février 1882. On ne trouve rien, si ce n'est une lamelle de matière phosphatique adhérente à la vessie, que j'enlève avec le doigt. A la suite de cette opération, le malade recouvra promptement la santé et le sang ne reparut plus dans son urine. Je l'avais vu avec sir W. Jenner. Au mois de mars 1884, il m'a affirmé que, depuis des années, il n'avait jamais joui d'une meilleure santé, ni possédé une semblable activité.

OBSERVATION V. — T. H., 60 ans. — Le malade ne peut uriner qu'avec la sonde qu'il se passe plusieurs fois par jour. Abondants dépôts phosphatiques dans l'urine, et souffrances très grandes.

Exploration le 20 mars 1882. Je ne trouve rien dans la vessie. Toutefois, j'introduis un tube que je laisse en place pendant onze jours pour drainer la vessie. L'amélioration est très marquée : il reprend une vie active, et depuis lors sa santé est restée bonne. Les docteurs Chepmell et Barton Smith assistaient à l'opération.

OBSERVATION VI. — Mme F., 30 ans. — Exploration le 9 mai 1882. — Ablation de tumeur *(Voy. au tableau le cas n° 2).*

OBSERVATION VII. — A. S., 72 ans. — La miction ne peut s'effectuer qu'avec la sonde, au prix de très vives douleurs et avec une fréquence extrême; faiblesse considérable. Je vois ce malade en consultation avec sir W. Jenner.

Exploration le 21 juin 1882. Je trouve un petit calcul enchatonné que je retire avec le doigt. La vessie est drainée au moyen d'un tube; les souffrances en sont très notablement diminuées, mais la mort survient par épuisement au bout de quelques jours. L'opération avait été entreprise dans le but d'atténuer les douleurs et non de sauver la vie du malade, dont la fin était inévitablement très proche.

OBSERVATION VIII. — C. C., 83 ans. — Mictions extrêmement fréquentes et très douloureuses : le cathétérisme n'est cependant nécessaire qu'une fois par jour, la quantité d'urine restant dans la vessie étant très peu considérable, puisque chaque fois la sonde n'en retire qu'une once environ (30 grammes), et encore cette urine est-elle claire.

Exploration le 30 juin 1882. Résultat négatif. On laisse à demeure pendant douze jours un tube à drainage qui détermine un soulagement notable et durable. J'ai revu dernièrement ce malade qui n'a plus, depuis l'opération. éprouvé aucun symptôme.

OBSERVATION IX. — B. G., 46 ans. — Exploration le 3 novembre 1882. — Ablation de tumeur *(Voy. le cas n° 3 du tableau).*

OBSERVATION X. — M. C., 52 ans. — Exploration le 20 novembre 1882. — Ablation de tumeur *(Voy. au tableau le cas n° 4)).*

OBSERVATION XI. — F. J., 24 ans. — Comme antécédents, hématuries abondantes et mictions fréquentes et très douloureuses. Ce malade m'est adressé par le Dr Iles, de Fairford (comté de Glocester).

Exploration le 15 décembre 1882, en présence du Dr Georges Johnson. Je ne sens rien, sinon que toute la face interne de la vessie est irrégulière et la muqueuse épaissie. On laisse un tube cinq jours dans la plaie. Dès qu'il est retiré, le sang reparaît : la plaie ne se cicatrise pas et laisse échapper un peu d'urine; on obvie en partie à cet inconvénient en sondant souvent le malade..

OBSERVATION XII. — Mme H., 23 ans, de la Nouvelle-Zélande. — Elle présente depuis trois ans divers symptômes graves qu'on croit dus à un polype de la vessie..

Exploration le 19 décembre 1882. La cavité vésicale est extrêmement rétrécie et paraît cloisonnée par des brides qui se laissent rompre sous la pression du doigt en différents points. C'est le premier cas de ce genre que j'aie rencontré. Pas de tumeur. — La malade guérit rapidement et n'éprouva plus aucune douleur depuis l'opération, quoique la plupart du temps elle fût obligée d'uriner aussi souvent qu'auparavant. Sa santé était florissante quand elle repartit un mois plus tard.

OBSERVATION XIII. — E. K., âgé de 67 ans. — Exploration le 17 janvier 1883. — Ablation de tumeur *(Voy. au tableau le cas n° 5).*

OBSERVATION XIV. — W. C., 52 ans. — Mictions très fréquentes et douloureuses, sans cause appréciable, depuis plus d'un an; la vessie ne peut garder l'urine plus d'une demi-heure. Pas d'hématurie.

Exploration le 22 janvier 1883, en présence du Dr Van Syckel (de New-York) et d'autres assistants. Je ne découvre aucune trace d'affection vésicale. Drain à demeure pendant une semaine. Cicatrisation rapide et guérison complète en un mois. Sa santé, dit-il, n'a jamais été meilleure à aucune époque de sa vie. Il retourne au Cap de Bonne-Espérance, d'où il était venu pour me consulter.

OBSERVATION XV. — Mlle G., 30 ans. — Symptômes graves de cause indéterminée. Hématuries prolongées provenant indubitablement de la vessie. Santé tout à fait chancelante, qu'aucun traitement n'a pu améliorer.

Exploration le 23 janvier 1883. — On ne trouve rien, si ce n'est un épaississement de la muqueuse vésicale due à une cystite chronique. — La malade n'obtient aucun bénéfice de l'opération, excepté une légère diminution des souffrances : elle décline lentement et succombe un mois après. Elle m'avait été adressée par le Dr Myrtle (d'Harrogate).

OBSERVATION XVI. — T. F., 67 ans. — Exploration le 30 janvier 1883. — Ablation de tumeur *(Voy. au tableau le cas n° 6).*

OBSERVATION XVII. — W. R., 44 ans. — Symptômes graves durant depuis un an et demi : aucune cause certaine.

Exploration le 2 février 1883, en présence du Dr Georges Johnson. Résultat négatif; on laisse un tube à demeure pendant quatre jours. Cicatrisation rapide de la plaie chirurgicale et guérison complète en un mois. Ce malade m'avait été adressé par le Dr Appleyard (de Bradford). J'ai appris récemment qu'il avait eu quelque récidive des anciens symptômes, mais beaucoup moins marqués qu'avant l'opération.

OBSERVATION XVIII. — W. W., 63 ans. — Exploration le 8 février 1883. — Ablation de tumeur *(Voy. au tableau le cas n° 7).*

OBSERVATION XIX. — J. M., 64 ans. — Exploration le 21 février 1883. — Ablation de tumeur *(Voy. au tableau le cas n° 8).*

OBSERVATION XX. — Mᵐᵉ R., 65 ans. — Exploration le 27 février 1883. — Ablation de tumeur *(Voy. au tableau le cas n° 9).*

OBSERVATION XXI. — J. S., 53 ans. — Exploration le 3 mars 1883. — Ablation de tumeur *(Voy. au tableau le cas n° 10).*

OBSERVATION XXII. — J. F., 27 ans. — Très graves symptômes depuis quatre ans sans cause connue.

Exploration le 12 mars 1883. — Je trouve la partie supérieure de la vessie encroûtée de dépôts phosphatiques, et en grattant avec l'ongle, je détache quelque chose ressemblant à une membrane flottante recouverte de phosphates que j'enlève avec une pince, dès qu'elle est libre dans la cavité vésicale. Je supposai de suite qu'il s'agissait d'une petite excroissance villeuse. Elle fut examinée par M. Eve, qui confirma mes prévisions. Drainage de la vessie pendant un jour. La plaie ne se cicatrise pas; puis, il survient une orchite qui fait longtemps souffrir le malade. Finalement, il y eut quelque amélioration.

OBSERVATION XXIII. — R. B., 50 ans. — Mictions fréquentes et très douloureuses depuis deux ans et demi, se répétant toutes les heures, la nuit comme le jour. Parfois, l'urine contient du sang, surtout après les mouvements. Ces symptômes demeurant inexpliqués, on décide l'opération.

Exploration le 15 mars 1883, avec l'assistance médicale de M. J. Hartley, de Malton (comté d'York). — On ne trouve rien, si ce n'est une certaine rugosité de la muqueuse, et encore bien peu considérable par places. Pas de fièvre, peu de sang. On retire la sonde au bout de trois jours : amélioration graduelle. Je cesse de voir le malade au milieu d'avril; il se trouve lui-même très soulagé.

Juin 1884. Les symptômes, depuis l'opération qui date actuellement de quinze mois, sont revenus de loin en loin; mais ils sont infiniment moins douloureux qu'autrefois. Santé générale bonne; vie active.

OBSERVATION XXIV. — C. L., 62 ans. — Lithotritie, au mois d'octobre 1880, pour un petit calcul d'acide urique : une seule séance.

Bien que l'opération ait été courte et n'ait présenté aucune difficulté, elle est suivie d'une cystite intense qui devient chronique et s'accompagne de la présence de nombreux dépôts phosphatiques dans l'urine.

Cet état se prolonge, en dépit du traitement, durant les années 1881 et 1882 et des concrétions phosphatiques nécessitent de temps en temps des séances de lithotritie. Au commencement de 1883, les symptômes deviennent plus graves que jamais; l'urine contient du muco-pus et du sang, et cela sans cause certaine.

Exploration le 21 mars 1883 avec sir A. Clark. — Du côté droit de la prostate, on trouve une tumeur dure du volume d'une noisette, à large base, faisant saillie dans la cavité vésicale. Je me décide à n'y pas toucher, mais je draine la vessie pendant quelques jours. Dans le milieu d'avril la plaie est cicatrisée, et, depuis lors, il s'est produit une légère amélioration, mais qui n'est certainement pas considérable.

OBSERVATION XXV. — W. D., 65 ans. — Exploration le 30 mars 1883. — Tumeur de la vessie *(Voy. au tableau le cas n° 11).*

OBSERVATION XXVI. — J. C. D., 43 ans. — Poussées douloureuses et fréquentes d'hématuries, répétées à diverses reprises depuis cinq ans : état grave d'ailleurs, sans raison déterminée.

Exploration le 4 avril 1883, en présence du D* Stockton (de New-York). — Je ne trouve qu'une rugosité très marquée de la paroi vésicale supérieure, laquelle est comme encroûtée de phosphates : en essayant de les gratter avec l'ongle, je m'aperçois que cet état rugueux n'est autre qu'une altération de la muqueuse elle-même, due à une accumulation de vaisseaux variqueux avec épaississement des parois. Un tube est laissé à demeure dans la plaie. Le cinquième jour apparaissent des signes de pyohémie, et la mort survient seize jours après l'opération. L'autopsie ne put avoir lieu.

OBSERVATION XXVII. — C. C. S., 56 ans. — Exploration le 4 mai 1883. — Ablation de tumeur *(Voy. au tableau le cas n° 12).*

OBSERVATION XXVIII. — T. Q., 52 ans. — Exploration le 9 mai 1883. Ablation de tumeur *(Voy. au tableau le cas n° 13).*

OBSERVATION XXIX. — A. G. S. C., 57 ans. — Exploration le 27 juin 1883. — Ablation de tumeur *(Voy. au tableau le cas n° 14).*

OBSERVATION XXX. — H. B., 23 ans. — Depuis ces deux dernières années, petites hématuries douloureuses et fréquentes, peu modifiées par le traitement et accompagnées de divers autres symptômes de nature tout à fait anormale. Malgré des recherches soigneuses et attentives, on n'avait pu obtenir aucun éclaircissement sur ce cas difficile.

Exploration, le 28 juin 1883, avec le D* Walker (de Lowestoft). — Résultat négatif : un tube reste en place pendant huit jours. La plaie se cicatrise, et pendant un mois les mictions diminuèrent beaucoup de fréquence, bien qu'il existât dans la verge une douleur constante. En somme, ce malade retira quelque bénéfice de son opération.

OBSERVATION XXXI. — R. W. C., 52 ans. — Il a été taillé pour un volumineux calcul en mai 1882 par le D* Georges Buchanan (de Glasgow). La plaie guérit rapidement, mais les mictions demeurèrent très douloureuses et fréquentes, sans que les traitements mis en usage aient paru avoir une influence favorable.

A la date du 23 juin, le malade est obligé d'uriner toutes les vingt minutes, la nuit comme le jour, et encore plus fréquemment après les mouvements ; sang et dépôts phosphatiques dans l'urine ; la vessie se vide complètement. La sonde ne fournit aucun renseignement. Je pensai alors qu'il n'était pas impossible qu'il s'agît dans ce cas de quelque calcul enchatonné ou enclavé, et je me décidai à explorer la vessie.

Exploration, le 29 juin, en présence du Dr Walker (de Lowestoft). — On ne trouve rien. La vessie est drainée pendant huit jours, et le malade resta six semaines environ avec une amélioration sensible, puisqu'il put garder son urine à peu près une heure au lieu de vingt minutes.

OBSERVATION XXXII. — J. H. B., 40 ans. — Exploration le 7 juillet 1883. — Ablation de tumeur *(Voy. au tableau le cas n° 15).*

OBSERVATION XXXIII. — T. S., 42 ans. — Exploration le 16 novembre 1883. — Ablation de tumeur *(Voy. au tableau le cas n° 16).*

OBSERVATION XXXIV. — H. N., 68 ans. — Octobre 1882. Depuis quatre ans, les mictions sont très difficiles et douloureuses, mais surtout depuis quelque temps. Actuellement, il urine environ toutes les heures, nuit et jour. On retire avec la sonde trente onces (1,200 grammes) d'urine retenue dant la vessie. Le malade apprend à se sonder lui-même. Vu avec le Dr Barker (de Finsburg Park).

Novembre 1883. Amélioration très notable depuis quelques mois grâce au cathétérisme ; mais le malade ressent des douleurs dans la vessie lorsqu'elle est vide. Je le sonde et je trouve un calcul phosphatique que je broie en une seule séance. Tout d'abord, il s'ensuivit un certain soulagement ; mais bientôt les mictions devinrent plus fréquentes et plus douloureuses et ne purent plus s'effectuer qu'à l'aide de la sonde. Je me décidai alors à l'exploration digitale de la vessie.

Exploration le 11 décembre. — Je ne trouve rien, si ce n'est que les parois vésicales sont très rugueuses et épaissies par le fait de la maladie. Drainage pendant dix jours, lequel apporte quelque soulagement. La plaie se cicatrise rapidement, et je cesse le 28 décembre de voir le malade, dont l'état n'est pas beaucoup amélioré. J'ai appris d'ailleurs qu'il était mort quelque temps après, usé par la souffrance.

OBSERVATION XXXV. — C. H. C., 25 ans. — Au mois de février 1881, il vint pour la première fois me consulter au sujet d'hématuries, ayant débuté environ deux ans auparavant et se produisant après des exercices violents. Le sang apparaît, dit-il, principalement à la fin de la miction, et toujours après l'exercice ou la station debout. L'exploration de la vessie par la sonde ne fournit aucun renseignement : les symptômes indiquaient l'existence probable d'une tumeur, bien qu'aucun débris n'eût été trouvé dans l'urine, laquelle avait été soigneusement examinée et analysée à différentes reprises.

Ce malade passa presque toute l'année 1883 à bord de son yacht, et, durant cette période, il vit rarement du sang dans son urine : celui-ci, néanmoins, apparaissait parfois après un violent effort.

Exploration, le 23 janvier 1884, en présence du Dr Georges Johnson et de M. Bryant. Je ne trouve pas de tumeur et ne constate aucune dégé-nérescence organique. Je laisse un tube à demeure neuf jours consé-cutifs ; pendant ce temps, l'opéré n'a pas de fièvre et jouit d'une excel-lente santé : la plaie est cicatrisée vers le 6 février. Dans le milieu du mois il commence à se promener, ce qu'il fait d'ailleurs deux heures chaque jour à partir de la troisième semaine, sans que le sang réappa-raisse dans l'urine .

En mai 1884, il se portait parfaitement bien, et il n'avait plus observé aucun symptôme depuis l'opération.

OBSERVATION XXXVI. — Mme W., 44 ans. — Janvier 1884. Depuis quinze mois, fréquence et douleur des mictions qui ont encore aug-menté dernièrement. Elle a suivi divers traitements, et cependant là cause des symptômes qu'elle présente n'a pu être précisée.

Exploration le 26 janvier 1884 après dilatation de l'urètre, avec le Dr John Smith, qui m'amenait la malade. — Je trouve, faisant saillie au centre du trigone, une petite grosseur assez ferme, bien que de consis-tance molle à la périphérie et ayant à peu près la forme d'un polype. En tirant un peu en avant cette excroissance pour essayer de la liga-turer à la base, l'enveloppe extérieure se déchire en mettant à nu un calcul dur de la grosseur d'un gland et qui s'énuclée de lui-même. Immédiatement la grosseur disparaît.

Cette malade eut continuellement la fièvre, accompagnée d'une grande faiblesse pendant un mois environ ; puis, elle se rétablit graduellement et put retourner chez elle complètement guérie de ses troubles urinaires. Elle est actuellement (juin 1884) tout à fait bien portante.

OBSERVATION XXXVII. — H. F., 58 ans. Il vint me consulter pour la première fois en 1879, au sujet d'une nouvelle hématurie, comme il en avait d'ailleurs observé plusieurs depuis trois ans. A partir de cette époque, je l'ai revu à différentes reprises, et, ne parvenant pas à décou-vrir la cause de ces hématuries, je le décide à subir l'exploration digi-tale de la vessie. Des éléments bien caractéristiques de tumeur villeuse avaient été rencontrés dans l'urine que l'on avait examinée au mi-croscope.

Exploration, le 30 janvier 1884, en présence de M. Henry Morris. L'opération ne permet de découvrir aucune tumeur, mais je trouve un grand nombre de petites papilles sur les parties supérieure et latérales de la face interne de la vessie. Je les gratte avec l'ongle, et, par la suite, je pratique plusieurs injections caustiques. La guérison est rapide, et la plaie est complètement cicatrisée le 20 février. L'opéré peut alors se pro-mener, n'ayant plus de mictions ni fréquentes, ni douloureuses, ni san-glantes.

Je l'ai revu le 5 juin 1884 : il fait tous les jours à pied quatre milles (6 kilomètres) sans avoir jamais éprouvé, depuis l'opération, aucun de ses symptômes d'autrefois.

OBSERVATION XXXVIII. — B., 50 ans. — Exploration le 5 février

1884. — Ablation partielle d'une tumeur vésicale *(Voy. au tableau le cas n° 17)*.

OBSERVATION XXXIX. — W. G., 69 ans. — Exploration le 12 mars 1884. — Tumeur de la vessie *(Voy. au tableau le cas n° 18)*.

OBSERVATION XL. — F. J. O., 58 ans. — Exploration le 4 avril 1884. — Tumeur de la vessie *(Voy. au tableau le cas n° 19)*.

OBSERVATION XLI. — M. W. B., 45 ans. — Pendant plusieurs années, phénomènes douloureux et traitement d'un rétrécissement qui aujourd'hui n'existe plus. Depuis un an, les mictions sont devenues extrêmement fréquentes et se répètent actuellement toutes les demi-heures, aussi bien la nuit que le jour. Des instruments ont été introduits soit par le malade lui-même, soit par d'autres jusqu'au col de la vessie, mais sans pouvoir le franchir. Je constate, en effet, que le col de la vessie est contracturé et tendu, surtout en bas; mais les sondes à petite courbure pénètrent facilement dans la cavité vésicale. D'ailleurs, il n'existe pas de rétrécissement puisqu'un numéro 15 de la filière anglaise (n° 26, filière française) peut passer.

Exploration le 14 avril 1884. — Le doigt, en entrant dans la vessie, rencontre des rides et un état rugueux de la muqueuse, particulièrement à la partie supérieure de la vessie. Le col est extrèmement contracturé et il serre le bout du doigt comme un anneau; je le sectionne à la partie inférieure, ce qui fait cesser la tension. Il en résulte un certain écoulement de sang. Un tube est maintenu dans la plaie pendant quatre ou cinq jours. Le malade se rétablit lentement et arrive graduellement à pouvoir garder son urine pendant deux ou trois heures, vers le milieu de mai, ce dont il est extrèmement satisfait. Il prend de l'exercice au grand air et continue à se bien porter.

OBSERVATION XLII. — R. S. R., 63 ans. — Exploration le 30 mai 1884. — Ablation de tumeur vésicale *(Voy. au tableau le cas n° 20)*.

OBSERVATION XLIII. — W. K. E., 66 ans. — Symptômes graves depuis quelque temps; prostate très grosse et irrégulière. Je trouve un calcul phosphatique dont je le débarrasse le 19 mai 1884, sans cependant lui procurer grand soulagement, malgré des injections quotidiennes et plusieurs autres essais de traitement. Son état nécessite de fréquents cathétérismes, répétés même à de très courts intervalles, et ses souffrances augmentent tellement, dans la première semaine de juin, que je me décide à explorer sa vessie le 12 de ce mois. Je ne découvre pas de fragments calculeux, mais je trouve une hypertrophie prostatique formant une éminence large, saillante et oblitérant les parties inférieure et latérale du méat interne; je laisse à demeure un drain que je remplace par une sonde molle le lendemain. On obtient ainsi une très notable amélioration; car, lorsqu'on retire la sonde, après l'avoir laissée en place pendant onze jours, le malade arrive à garder son urine pendant deux à trois heures.

Le 28 juin, il me dit que depuis plusieurs mois il n'avait pas dormi aussi tranquillement la nuit; d'ailleurs, l'urine qui avait auparavant un très mauvais aspect et qui était fortement chargée de muco-pus, est aujourd'hui comparativement claire.

Le 10 juillet, il retourne à la campagne en meilleure santé que je n'aurais jamais osé l'espérer. Il m'avait été envoyé par le Dr Savyer (de Birmingham).

LEÇON III

Messieurs,

On commence à s'étonner que, jusqu'à une époque très récente, les tumeurs de la vessie aient aussi peu occupé l'attention des chirurgiens. Les traités de pathologie ne les signalent que pour insister sur leur rareté ; et, si en clinique on y fait quelque allusion, c'est pour les placer la plupart du temps au-dessus des ressources de l'art chirurgical. Les documents bibliographiques ne sont donc pas riches en ce qui concerne ces tumeurs ; et même les ouvrages les plus complets, à peu d'exceptions près, ne parlent que des diverses hypertrophies de la prostate ou de quelques rares néoplasmes qui peuvent se développer dans la vessie, sans établir entre eux aucune distinction précise. Notre tâche, vous le voyez, n'est pas des plus faciles.

Plus d'une fois, dans ces derniers temps, on a essayé de réunir tous les cas épars dans les auteurs anciens, dans le but très louable d'obtenir quelques données sur un sujet si plein d'intérêt ; mais ces efforts n'ont pas été couronnés de succès. Les renseignements recueillis en feuilletant un peu au hasard les pages poussiéreuses des vieux traités de chirurgie ont une certaine importance au point de vue de la quantité des faits ; cependant, si vous voulez y trouver quelque notion exacte sur les tumeurs vésicales, ils n'ont qu'une mince valeur eu égard à la nature très douteuse des cas ainsi rassemblés. Le seul résultat sérieux de ces recherches dans les auteurs anciens, c'est la découverte de plusieurs observations non discutables de véritables tumeurs vésicales, et aussi de divers faits importants les concernant. Car il ne sert à rien de produire une simple liste, dont la longueur dénote seulement une certaine érudition, et l'on n'arrive à former qu'un mélange embrouillé si, prenant d'une main les vulgaires hypertrophies prostatiques et de l'autre les tumeurs cancéreuses, on les mêle indistinctement avec les différentes productions morbides qui existent entre ces deux extrêmes.

En éliminant avec soin tout détail nettement superflu, je vais vous tracer un court résumé historique de quelques opérations, entreprises dans le but évident d'enlever une tumeur vésicale préalablement diagnostiquée : par là même, je me propose de vous montrer le chemin parcouru jusqu'à nos jours par la chirurgie en ce qui touche à l'ablation de ces tumeurs.

Historique. — Il n'est pas douteux que Covillard (de Lyon) ait pratiqué en 1639 la taille latérale pour une tumeur vésicale, après avoir au préalable nettement diagnostiqué par la sonde la présence d' « *un corps dur et solide,* » et non d'un calcul. Il raconte comment il a pu saisir la tumeur avec une pince, la déchirer et l'enlever, et il ajoute que son opéré recouvra la santé[1].

1. Joseph Covillard. *Le chirurgien opérateur, avec des observ. iatro-chirurgiques.* Lyon, 1640.

L'existence de productions morbides faisant saillie dans la vessie, aussi bien que celle des tumeurs plus solides du col vésical (prostatiques pour la plupart) n'était pas ignorée des anciens chirurgiens. Le Cat en parle [1], et Ruysch, Houstet, Le Dran et d'autres en ont observé des exemples [2].

A la fin du siècle dernier, Deschamps, Boyer, Guérin (père), et ensuite Desault signalent des cas de tumeurs vésicales; Chopart en donne une excellente description dans le chapitre « *Fongus de la vessie* » de son ouvrage classique, où il différencie nettement les papillômes vasculaires des tumeurs malignes et autres [3]. Il existe aussi une observation intéressante datant de la fin du siècle dernier : Desault, à l'Hôtel-Dieu, en taillant un malade atteint de la pierre, trouva dans la vessie une tumeur pédiculée d'un volume considérable : il la tordit avec une tenette, après avoir enlevé le calcul, et le malade guérit parfaitement [4].

Au commencement du siècle actuel, A. Petit (de Lyon), opérant un homme âgé de vingt-huit ans, que l'on croyait calculeux, rencontra une énorme tumeur vésicale, à laquelle, après consultation, on décida de ne pas toucher. Le malade survécut à l'opération, puis il revint mourir à l'hôpital au bout d'un an : à l'autopsie, on reconnut que la tumeur était grosse comme le poing,

---

1. Le Cat, chirurgien de l'Hôtel-Dieu (de Rouen), a même extrait et écrasé à deux reprises, avec une pince, un fongus de la vessie chez une femme. (R. J.)

2. *Parallèle de la taille latérale*. Amsterdam, 1766, p. 244-261.

3. Chopart. *Traité des maladies urinaires*. Édition posthume publiée par Félix Pascal. Paris, 1830. Vol. II, p. 74-79. Chopart et Desault sont morts l'un et l'autre en 1795.

4. Chopart. *Traité des maladies des voies urinaires*. Paris, 1830. Vol. II, p. 97.

mais qu'elle était supportée par un étroit pédicule qui aurait pu être facilement sectionné[1].

Des faits plus précis et plus récents sont dus à Civiale : cet auteur signale trois circonstances dans lesquelles, depuis 1827, il enleva de petites tumeurs vésicales, évidemment sans importance comme volume, avec le *trilabe* dont il était l'inventeur : ces ablations furent pratiquées pendant des séances de lithotritie et ne furent suivies d'aucun accident. Il rapporte une quatrième opération du même genre, dont le résultat ne fut pas très heureux, et un autre cas semblable suivi de succès, à l'hôpital Necker en 1834, ajoutant qu'il avait encore enlevé d'autres petites tumeurs à l'aide d'un lithotriteur[2]. Les détails sur ces opérations, non plus que sur la nature de ces tumeurs, ne sont pas suffisamment développés par leur auteur, qui ne dit que bien peu de choses, presque rien même, sur ce que sont devenus ultérieurement ses opérés.

En 1834, Crosse (de Norwich) pratique la taille latérale sur un petit garçon, présentant des symptômes de calcul, bien que la sonde exploratrice n'eût rien senti. Quelques petites tumeurs apparaissent dans l'ouverture de la plaie : il les enlève. L'enfant mourut quarante-huit heures après, et, à l'autopsie, on trouva dans la vessie un très grand nombre de ces tumeurs. La pièce est déposée sous le n° 2000 dans notre musée[3].

En 1874, Billroth (de Vienne) fait également la taille latérale chez un jeune garçon de douze ans pour enlever

<hr>

1. *Dictionnaire des Sciences médicales*. T. XLIV, p. 232 et 233. Article « Polype, » par Vaidy. Paris, 1820.

2. Civiale. *Traité pratique des maladies des organes génito-urinaires.* T. III, p. 152-161. Paris, 1860.

3. J.-G. Crosse, chirurgien de « Norfolk and Norvich Hospital. » *Treatise on Calculus.* Planche XX, fig. 2, p. 124. — London, 1835.

une tumeur (myo-sarcome) de grande dimension : trouvant l'incision périnéale insuffisante, le chirurgien viennois pratique immédiatement la taille sus-pubienne et extrait la tumeur. L'enfant guérit parfaitement[1].

Dans la même année, Volkmann (de Halle) enlève par la taille hypogastrique, chez un homme de 54 ans, une volumineuse tumeur (myôme), munie d'un étroit pédicule, mesurant à peine un demi-pouce (14 millimètres) de longueur ; mais le malade succombe à une infiltration d'urine et à une péritonite le troisième jour[2].

Le professeur Kocher (de Berne) pratique la taille prérectále de Nélaton le 31 décembre 1874, chez un homme de 38 ans, pour l'ablation d'un papillôme. L'opéré se portait bien encore quinze mois après l'intervention chirurgicale[3].

A l'« Addenbrooke's Hospital » de Cambridge, le professeur Murray Humphry, par la taille latérale, le 17 octobre 1877, chez un garçon de 21 ans, procède à l'ablation complète d'une volumineuse tumeur, et le malade guérit[4].

La taille sus-pubienne est pratiquée en 1880 par Marcacci chez un homme âgé de 54 ans, porteur d'une tumeur vésicale. Celle-ci était tapissée de villosités à la surface, mais la masse était un sarcome à cellules fusiformes. Le malade survécut deux mois et mourut de péritonite, déterminée par une généralisation néoplasique[5].

---

1. *Archiv für klinische Chirurgie.* Berlin, tome XVIII, p. 411, 1875.

2. Volkmann. *Archiv für klinische Chirurgie.* Berlin, tome XIX, p. 682. 1876.

3. Kocher. *Centralblatt für Chirurgie.* 1er avril 1876, p. 193.

4. Murray Humphry. *Medico-Chirurg. Transactions.* Vol. LXII, pages 421-427. 1879.

5. Marcacci. *Lo Sperimentale*, octobre 1880 ; *London medical Record*, décembre 1880. D'après M. Marcacci lui-même, ce malade aurait en effet succombé à une péritonite plusieurs semaines après l'opération ; mais

Berkeley Hill emploie la taille latérale à « University College Hospital » en 1880, pour enlever une portion d'épithélioma chez un hommé de 62 ans, qui meurt deux jours après[1].

Davies Colley, de « Guy's Hospital », pratique aussi la taille latérale en avril 1880 chez un homme de 32 ans, afin de procéder à l'ablation d'une tumeur villeuse allongée, en abrasant avec une paire de ciseaux la paroi vésicale[2]. M. Colley m'a écrit dernièrement (1er mai 1884) que cet homme se portait parfaitement bien depuis son opération et qu'il avait pu reprendre ses occupations de constructeur de navires[3].

La première opération que j'aie faite moi-même dans le but d'enlever une tumeur vésicale eut lieu le 7 novembre 1880 sur un homme âgé de 29 ans, auquel je pratiquai la taille médiane. Je trouvai une tumeur polypoïde, que je pus extraire en totalité, en tordant le pédicule à la base avec une pince-forceps. Ce malade guérit rapidement et sa santé est encore aujourd'hui excellente[4].

Dans mes cas suivants, qui sont au nombre de dix-neuf (dix-sept chez l'homme et deux seulement chez la femme), chaque fois la tumeur vésicale a été examinée au préala-

cette péritonite aurait été déterminée par une infiltration d'urine dans le petit bassin, et cet accident serait dû, d'après l'auteur, à la résorption trop rapide des fils de catgut, qui avaient servi à suturer la vessie. (R. J.)

1. *Report of Surgical Registrar*, M. Stanley Boyd, 1880, p. 33. — Harrison, édit., Londres, 1881.

2. Davies Colley. *Clin. Soc. Transactions*. Vol. XIV, p. 104. 1881.

3. Deux intéressants Mémoires sont en outre à signaler. L'un sur la maladie villeuse de la vessie *(Villous disease of the bladder)* est de Robert Hudson et a été publié en juin 1879 dans *The Dublin Journal of Medical Sciences*. L'autre est une monographie des plus complètes sur les tumeurs vésicales et rapporte toutes les opérations pratiquées jusqu'alors dans les deux sexes : ce dernier ouvrage est dû à Alex. Stein et a paru à New-York en 1881. (R. J.)

4. *Med. chirurg. Transactions*. Vol. LXV. 1882.

ble par l'exploration digitale de la vessie, et chaque fois j'ai employé l'incision limitée du périnée, telle que je la conseille. J'ai résumé tous ces cas en un tableau, que l'on trouvera à la fin de la Leçon IV.

M. Whitehead (de Manchester) a adopté ma manière de faire et en use avec le plus grand succès. Il a récemment, en collaboration avec le Dr Pollard, publié six observations d'opérations dirigées contre des tumeurs vésicales (quatre chez l'homme et deux chez la femme). Dans deux des premiers cas, l'opéré se portait bien environ un an après l'intervention chirurgicale, et, dans le cas beaucoup plus récent d'une dame, celle-ci allait bien au moment de la publication du fait [1].

Certains autres cas, qu'on trouve rapportés dans les journaux, ont été considérés dans de récents travaux comme des exemples d'opération de tumeurs vésicales. Cependant, c'est avec intention que je n'en parle pas ici, car dans les uns on n'a pas atteint le but cherché, c'est-à-dire l'ablation totale ou partielle de la tumeur, et dans les autres il n'y avait pas de tumeur [2].

Il ne me paraît pas nécessaire de développer ici l'historique des opérations dirigées contre des tumeurs vésicales chez la femme ; depuis longtemps, en effet, on sait que, dans le sexe féminin, ces productions morbides peuvent, sans aucune difficulté, être reconnues par l'explora-

---

1. W. Whitehead et B. Pollard. *The Surgical Treatment of Tumours, etc.* Londres, 1883. Cet ouvrage renferme des documents très intéressants et d'une réelle valeur sur le sujet qui nous occupe.

2. Gersuny, assistant de Billroth à Vienne, en pratiquant une taille médiane dans l'hiver de 1870-71 pour retirer un morceau de sonde brisée, rencontra une tumeur qu'il ne put enlever, ce qu'il n'essaya même pas de faire d'ailleurs. Le malade mourut six jours après et, à l'autopsie, on trouva la tumeur logée dans un repli de la paroi vésicale postérieure. Un tel fait n'est évidemment pas une opération de tumeur de la vessie. *(Archiv für klinische Chirurgie,* tome XIII, p. 131. 1871).

tion directe et être soumises à un traitement chirurgical. Le cas bien connu de Warner, chirurgien de « Guy's Hospital » dans la première moitié du siècle dernier, est celui d'une femme de 24 ans. Le col de la vessie fut incisé et, à l'aide d'une ligature, une grosse tumeur polypoïde fut enlevée avec un résultat pleinement satisfaisant[1].

D'un grand nombre de faits du même genre, et de la courte liste d'opérations chez l'homme que je viens de vous soumettre, il ressort clairement qu'une notable quantité de tumeurs vésicales sont susceptibles d'être enlevées, et qu'après une ablation complète ou à peu près complète elles récidivent rarement. Telle est la conclusion à laquelle on arrive, après avoir compulsé la littérature médicale, bien pauvre sur ce point, et, quoi qu'il en soit, cette conclusion n'est pas dénuée de valeur.

Pièces anatomo-pathologiques des Musées. — Nous allons maintenant poursuivre l'étude de notre sujet à l'aide de documents dont on s'est encore très peu servi et qui nous promettent une abondante moisson de faits importants. Il est vrai de dire que c'est dans notre pays seul que l'on peut user de ce moyen sur une vaste échelle, puisqu'ici seulement se trouvent réunis tous les matériaux nécessaires[2]. Je vais donc aborder l'étude des tumeurs vé-

---

1. Joseph Warner, F. R. S., chirurgien de Guy's Hospital. *Cases in Surgery.* Londres, 1750; et *Philosoph. Trans.* Vol. XLIV. — Dans sa récente thèse, M. Pousson a pu réunir 37 ablations de tumeurs de la vessie, pratiquées chez la femme. Sur ces 37 opérations, 33 fois l'urètre a suffi pour l'acte chirurgical, et sept fois même sans dilatation; dans les autres cas, le doigt ou les instruments l'ont dilaté facilement, et il a été très rarement nécessaire de l'inciser. Quatre fois seulement la taille dut être exécutée, et elle donna deux guérisons et deux morts. Sur les 33 autres opérations (ablations par l'urètre dilaté ou non), il y eut 9 morts, dont 4 chez de très jeunes enfants. (R. J.)

2. Il est certain que nos musées de Paris sont loin d'être aussi riches en spécimens de tumeurs vésicales que ceux de Londres, où sir Henry

sicales en elles-mêmes, envisageant surtout leurs caractères physiques, et j'utiliserai à cet égard les nombreuses pièces anatomo-pathologiques, exposées dans les vitrines de nos différents musées de Londres : là, en effet, on rencontre souvent à la fois avec la pièce l'histoire complète du malade. C'est dans ces incomparables collections que sont conservées les pièces originales qui, reproduites par le dessin, ont servi à l'enseignement de plusieurs générations d'étudiants, ici ou ailleurs, car il existe toujours en même temps une courte note sur les maladies dont on a rarement l'occasion d'observer les symptômes cliniques ou les lésions pathologiques. C'est là que se trouvent les organes dessinés dans les ouvrages de Baillie, Hunter, Bell, Home, Crosse et autres; c'est là que Civiale a choisi les gravures qui illustrent son « *Traité pratique* », en les joignant à celles qu'il possédait déjà [1].

Antérieurement à 1882, il a été déposé dans les musées de Londres et conservé dans l'alcool environ cinquante tumeurs ou excroissances, nées de la face interne de la vessie et développées librement dans la cavité de cet organe.

Quarante-trois proviennent de sujets adultes d'âges

Thompson a pu en examiner une centaine (dont 50 cancers environ). Ainsi, le musée Civiale, à l'hôpital Necker, ne renferme que 18 tumeurs de la vessie, dont 9 malignes et 9 bénignes. Néanmoins, si l'on prenait soin de recueillir, au musée Dupuytren ou ailleurs, tous les cas de tumeurs vésicales que l'on présente chaque année à la Société anatomique, il n'est pas douteux qu'on arriverait bientôt à constituer une importante collection. — Notons à ce propos, comme l'a fait remarquer Ch. Féré, la pénurie qui existe en Allemagne sur ce point. En dix ans, à l'Institut pathologique de Berlin, sur près de 508 cas, on n'a observé que 7 cancers primitifs de la vessie et 37 cancers secondaires. Pendant la même période de temps, sur 548 cas de cancer, Billroth n'en a pas rencontré un seul de la vessie (*Centralblatt für Chir.* 1879, page 196). (R. J.)

1. Civiale. *Traité pratique des maladies des organes génito-urinaires.* Vol. III, p. 107 et suiv., fig. 9-13. Paris, 1860.

différents ; huit ont été recueillies sur de jeunes enfants.
Parmi les adultes, les hommes sont en très grande majorité ; cependant, comme dans quelques cas le sexe n'est
pas indiqué, une statistique rigoureusement exacte sous
ce rapport est impossible à établir. Sur les huit enfants,
six étaient des filles.

On peut ajouter à ces cinquante cas un nombre à peu
près égal de dégénérescences et infiltrations très probablement cancéreuses, conservées dans les mêmes musées
et sur lesquelles je ne veux pas m'étendre davantage[1].

Quant aux tumeurs non cancéreuses, si l'on ne considère que leur conformation physique, on voit que la
plupart d'entre elles sont uniques et rattachées par un pédicule plus ou moins distinct à la paroi vésicale : en
somme, une opération aurait pu les enlever sans grande
difficulté. D'autres sont larges et sessiles et présentent
deux ou plusieurs lobes ; très rarement il existe dans une
même vessie deux ou plusieurs tumeurs séparées. Si quel-

1. Malgré cette égalité de nombre qui existe dans les musées de Londres entre les tumeurs malignes et les tumeurs bénignes, il semble que
d'une manière générale ces dernières se rencontrent plus fréquemment
que les autres. La statistique récente d'Alex. Stein (*Study of the tumours
of the bladder*. New-York, 1881.) donne les chiffres suivants pour les
tumeurs bénignes : papillômes, 60 ; myxômes, 15 ; fibrômes, 15, et myô-
mes, 3. Le chirurgien américain n'établit pas de proportion numérique
pour les tumeurs malignes ; mais, s'appuyant sur l'autorité de Gross, il
classe par ordre de fréquence d'abord l'épithélioma, de beaucoup le plus
commun, puis l'encéphaloïde, et enfin le squirrhe, relativement rare : le
sarcôme simple ou mixte n'a été relevé que sept fois par cet auteur.
— Dans le mémoire de Féré (*Du cancer de la vessie*. Paris, 1881), sur
145 cas de tumeurs vésicales, 82 fois la nature du néoplasme est précisée par les auteurs. On trouve : encéphaloïde, 39 ; squirrhe, 7 ; épithélioma, 5 ; sarcôme, 3 ; colloïde, 1 ; villeux (?), 27. — Nous avons déjà
dit que, sur 18 tumeurs de la vessie, le musée Civiale de l'hôpital Necker
en comptait 9 bénignes et 9 malignes.— Additionnant ces cas et d'autres
encore, le Dr A. Pousson, dans sa thèse déjà citée, trouve la proportion
suivante : 138 tumeurs bénignes contre 67 tumeurs malignes. (R. J.)

ques-unes sont molles et fragiles, frangées ou constituées par des filaments, les autres, au contraire, sont dures et résistantes : la plus grande variété de consistance existe entre les différents types de tumeurs à l'état frais, comme mes propres observations m'ont permis de m'en convaincre.

En ce qui concerne leur siège, on peut dire qu'aucun point de la surface interne de la vessie ne semble leur donner naissance plus fréquemment qu'un autre, quoique les orifices des deux uretères, par exemple, aient été signalés par quelques auteurs comme lieu d'élection des tumeurs. Celles-ci paraissent cependant siéger plus souvent dans la moitié inférieure que dans la moitié supérieure de la vessie : telle est la seule notion précise qu'il soit permis d'établir relativement à leur localisation [1].

J'ai choisi quelques-uns des types les plus caractéristiques de chaque variété, et je les ai fait dessiner et intercaler ici, en reproduisant exactement le volume, la forme et le nombre, toutes choses à considérer aujourd'hui en vue de la possibilité d'une intervention chirurgicale. (Voy. fig. 4, 5, 6, 7, 8, 9, 10 et en outre la fig. 1.)

Cas de l'auteur. — Après avoir parlé des pièces conservées dans nos musées, je vais maintenant vous exposer

---

1. Relativement à la localisation des tumeurs vésicales, le mémoire de Ch. Féré, cité plus haut, fournit des données très précises. Sur 87 tumeurs, cet auteur a observé la répartition suivante : base seule, 26; base et parois, 13; paroi postérieure, 24; voisinage des uretères, 13; parois latérales, 4; paroi antérieure, 3; col, 3; sommet, 2; tumeurs diffuses, 8. — La statistique d'Alexandre Stein n'indique pas de chiffres à cet égard; mais l'auteur déclare très nettement que pour les tumeurs bénignes ou malignes le siège de prédilection est la paroi postérieure, puis le trigone. — Dans les pièces du musée Civiale, comme dans les cas sus-indiqués, Pousson a constaté que le néoplasme occupait surtout le bas-fond et le trigone; viennent ensuite les faces latérales; deux fois seulement la tumeur siégeait sur la face antérieure de la vessie. (R. J.)

les résultats de ma propre pratique, acquise en explorant
la vessie, comme je l'ai indiqué dans la leçon précédente.
Grâce à cette opération, il m'a été possible de rencontrer
vingt cas de tumeurs vésicales. A la fin de la Leçon IV,
on trouvera le résumé de ces vingt cas, sous forme de
tableau, dans lequel on peut embrasser d'un coup d'œil
les particularités suivantes : l'âge du malade, la date de
l'opération, la durée des symptômes, quel a été le premier symptôme observé, le résultat de l'examen de l'urine
avant l'opération, la nature de l'opération elle-même, la
forme et le siège de la tumeur, sa structure histologique
et les résultats consécutifs. (Voir pages 98 à 112.)

Dans certains cas, je suis parvenu, autant que le toucher m'a permis d'en juger, à enlever la masse tout entière ; sinon, j'ai arraché tout ce que j'ai pu, élaguant
pour ainsi dire les portions les plus saillantes, quand la
tumeur était inséparable de la paroi vésicale, condition
que j'ai rencontrée plusieurs fois. Avant chaque opération, quoi qu'il en soit, j'ai examiné la production morbide avec le doigt assez minutieusement pour pouvoir
tracer une esquisse de sa forme et de son volume ; et j'ai
ainsi, dans tous les cas, dessiné sur-le-champ, le mieux
qu'il m'a été possible, les contours et le siège de la tumeur,
ainsi que ses rapports avec la cavité vésicale. Ces dessins
extemporanés sont reproduits plus loin, en regard des détails opératoires ou autres, de manière à faciliter l'intelligence de chaque cas. (Voir le Tableau.)

En général, je crois pouvoir affirmer qu'une tumeur
unique, rattachée par un pédicule étroit à la paroi de la
vessie, et ressemblant plus ou moins comme configura-
tion à une figue, ne se rencontre pas souvent ; on en
trouve une sur six ou sept tumeurs non malignes : telle
est, il me semble, la proportion numérique à peu près

exacte. D'un autre côté, les productions sessiles, dont la base est ordinairement représentée par la partie la plus large, ont approximativement le même degré de fréquence que les tumeurs franchement pédiculées auxquelles je viens de faire allusion. Entre ces deux types extrêmes, trouvent place une foule de formes intermédiaires, et les tumeurs non pédiculées l'emportent peut-être en nombre sur les autres genres.

Structure. — Nous voici arrivés à la structure des tumeurs vésicales. C'est un point qui jusqu'alors a été incomplètement traité, parce que l'on n'a pu réunir des matériaux d'observation en assez grand nombre. On a continué à ranger dans une classe particulière les tumeurs villeuses qu'à une époque encore peu éloignée de nous on désignait sous le nom de « cancer villeux. » L'existence des papillômes est généralement admise aujourd'hui; parfois, ces derniers ont été appelés sarcômes, sans qu'on attribuât probablement à cette dénomination la signification qu'on y attache de nos jours en pathologie. Puis viennent l'épithélioma et le cancer. Quelquefois, mais rarement, on présente à la « Pathological Society » de Londres une pièce de ce genre, que l'on soumet à un examen approfondi ; mais la somme de ces présentations ne fournit pas des données suffisantes pour que, avec elles, on puisse tenter d'établir une classification. Si cette tentative n'a pas été possible jusqu'à présent, les vingt cas de tumeurs vésicales qui m'appartiennent renferment des documents assez sérieux et un nombre assez respectable de faits importants pour qu'on essaye de l'entreprendre. Chacune des tumeurs auxquelles j'ai eu à faire, y compris les quelques-unes d'entre elles que je n'ai pas enlevées en totalité (car de celles-ci j'ai toujours détaché un petit fragment qui a été soumis à une

analyse histologique complète), chaque tumeur, dis-je, a
été étudiée avec le plus grand soin par un micrographe
compétent. C'est ainsi que M. Stanley Boyd a examiné la
première, M. Eve une ou deux, M. Shattock quelques-
unes ; et toutes les autres (au nombre de quatorze) ont été
consciencieusement analysées, sous ma direction, par le
Dr Heneage Gibbes, qui m'a remis une note manuscrite
sur la structure et les caractères histologiques de chacune
d'elles, ainsi que plusieurs préparations microscopiques.

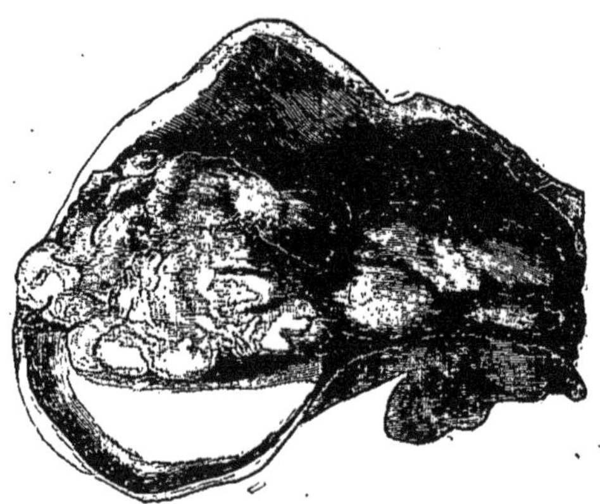

Fig. 4. — Tumeurs polypoïdes (myxome), provenant d'un enfant âgé d'un an et
demi, du service de M. Marshall, à l' « University College Hospital ». Pièce
n° 1471, E, du musée.

Ces dernières ont été, pour la plupart, très fidèlement des-
sinées d'après nature par M. T. P. Collings.

Donc, m'appuyant à la fois et sur les pièces pathologiques de nos musées et sur les résultats des analyses histologiques de mes propres cas, pratiquées surtout par
le Dr Gibbes, j'ai tenté l'essai de classification que je vous
exposerai tout à l'heure et que je considère comme aussi
exact que possible.

D'abord, je mettrai à part les simples *polypes mu-
queux* ; je ne les ai jamais rencontrés jusqu'à présent que

dans la vessie des enfants, aussi bien dans ma pratique personnelle que dans les pièces de nos musées : quelques-uns de ces polypes paraissent analogues comme structure à ceux des fosses nasales, c'est-à-dire myxomateux ; et, dans d'autres, il semble s'être produit une prolifération des tissus normaux profonds pour constituer la tumeur. Dans les cas de ce genre, dont l'un est reproduit dans l'ouvrage de Crosse et un autre ci-dessus (fig. 4), les tumeurs sont multiples et se sont développées très rapidement : elles remplissent pour ainsi dire la cavité vésicale, et, chez une petite fille, on les a vues faire saillie hors du méat externe et envahir même le vagin[1].

Ces polypes, d'après le dire des opérateurs, étaient mous, gélatineux et transparents ; mais ils ont perdu ces propriétés par leur long séjour dans l'alcool.

Les enfants, sur lesquels ont été recueillies les huit pièces des musées, étaient âgés de deux ans et au-dessous, excepté un seul qui avait cinq ans. Il n'est pas impossible

1. Il existe un exemple de tumeur polypoïde chez l'enfant dans l'Atlas du Dr M. Baillie *Series of Engravings with Explanations*. London; 1799. Vol. IV, fasc. 7, fig. 2, p. 151. C'est d'ailleurs la pièce no 1999 du musée du « Royal College of Surgeons ». — Le cas de Crosse (pièce no 2000 du même musée) est représenté dans la planche XX, fig. 2, de son « *Treatise on Calculus* » (London 1835). — Trois autres pièces du même genre se trouvent dans le musée de « Guy's Hospital » : la première (no 2104 30) provient d'une petite fille âgée de cinq ans, et a été décrite par M. Birkett, dans les *Transact. of the Med. Chir. Soc.* Vol. XLI, p. 311 ; la deuxième porte le no 2104 32, et la troisième, recueillie sur un petit garçon, a le no 2104 34.

Un autre exemple est au musée de « Saint-Bartholomew » sous le no 2419 et a été décrit dans les *Patholog. Soc. Trans.* Vol. III, p. 127 ; un autre encore, dans le musée de « Saint-Thomas », et est marqué BB 28, et un autre, enfin, à l' « University College » : ce dernier (no 1471. E.) a été très soigneusement décrit par M. S.-G. Shattock dans les *Pathological Transact.* Vol. XXXIV, p. 150 et 151. — Un cas également fort intéressant a été publié par M. Howard Marsh dans les *Pathological Society Transactions.* Vol. XXV, p. 178-180 : cette pièce a été très complètement examinée par M. Butlin et par M. Beck.

que ces tumeurs soient congénitales, puisqu'elles sont
formées d'éléments embryonnaires. Je n'en ai jamais rencontré de semblables dans la vessie des adultes.

Deux faits de ce genre, très intéressants l'un et l'autre, ont été récemment présentés à la « Pathological
Society » et y ont été étudiés avec le plus grand soin (ils
sont signalés à la fin de la note placée au-dessous de la
page précédente). L'une de ces tumeurs, examinée par
M. Butlin et par M. Beck, était « constituée presque entiè-

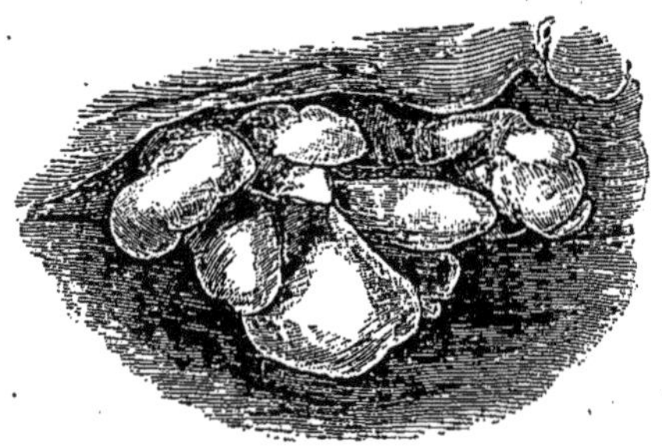

Fig. 5. — Tumeurs dures, de forme polypoïde; chacune possède un pédicule
mince; elles ne présentent pas de papilles. La vessie a été retournée, afin de
mieux montrer ces tumeurs. D'après la pièce n° 2104²⁸ du musée de « Guy's
Hospital ».

rement par de petites cellules arrondies du type lymphoïde, englobées dans une substance homogène, laquelle
devenait de plus en plus fibreuse, à mesure qu'on se rap-
prochait du pédicule ; car la base de la tumeur était
presque exclusivement formée de tissu fibreux, les cellules étant disséminées çà et là, soit isolément, soit par
groupes. » L'autre tumeur, étudiée par M. Shattock, pré-
sentait « des cellules ovalaires et assez allongées, plongées
dans une substance intercellulaire très abondante, soit
albumineuse, soit muqueuse, et traversée par quelques
rares fibres : il n'existait aucune cellule étoilée... »

Quant aux tumeurs de la vessie que j'ai opérées moi-même, elles peuvent être naturellement classées, comme celles de toute autre région du corps, en deux catégories distinctes, à savoir : 1° celles qui sont seulement constituées par des éléments identiques à ceux des tissus normaux de la vessie, ou *homœoplastiques*, et 2° celles qui renferment, en plus ou moins grande quantité, des éléments qu'on ne rencontre jamais dans la structure de la vessie saine, ou *hétéroplastiques*.

La première catégorie comprend trois formes de tumeurs, qui ne représentent très probablement que les degrés sucessifs d'une même évolution histologique, car elles passent insensiblement par ces différents états. Deux de ces formes sont des papillômes, nettement caractérisés. Mais, avant de vous les décrire, j'attirerai votre attention sur la planche que je vous présente et où l'on voit une muqueuse vésicale dans son état normal : de cette façon, il est facile de comparer l'épithélium et les tissus sous-jacents de la vessie avec les éléments analogues qu'on trouve dans les papillômes. Cette planche est dessinée d'après une coupe très habilement pratiquée par le Dr Gibbes sur la vessie vide d'un singe, quelques instants seulement après la mort de l'animal. Elle représente un petit repli de la muqueuse, résultant du plissement qui s'opère dans cette membrane, lorsque la vessie se contracte. On est ainsi frappé de la ressemblance existant entre cet état tout à fait temporaire et la forme définitive qu'affecte une papille dans le cas de papillômes vésicaux.

1° *Papillôme frangé*. — J'emploie ce terme pour désigner le genre de productions morbides, auquel on applique d'ordinaire la dénomination de « villeux », dénomination qui, sur plusieurs points, est sujette à objections. La structure tout à fait particulière de ces tumeurs constitue leur caractère principal : c'est en somme la muqueuse vésicale qui se développe en fines papilles, figurant de longues franges d'une extrême ténuité et formant la plupart du temps un groupe qui émerge d'une base étroite et circonscrite. Mais cette dernière possède une texture beaucoup plus consistante que celle des papilles elles-mêmes. Dans les franges, les brins sont habituellement simples et filiformes ; ils sont rangés côte à côte et séparés

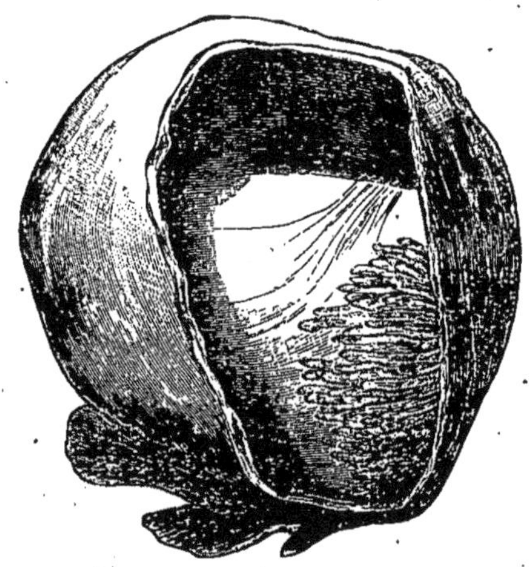

Fig. 6. — Papillôme frangé ou « villeux ». (Museum of Royal College of Surgeons.) N° 2005.

les uns des autres par un très court intervalle ; d'autres sont bifides ou plus divisés encore ; quelques-uns présentent des digitations et sont parfois radiés en rappelant la forme d'une feuille. Plongées dans un liquide, ces franges flottent comme des feuilles étroites de plantes aquatiques dans la profondeur de l'eau ; mais, ramenées à l'air, elles s'affaissent et se tassent en une seule masse compacte ressemblant à une fraise. Ordinairement, on ne trouve dans une vessie qu'une seule tumeur de ce genre ; parfois il en existe deux ou trois (voy. fig. 6 et 7 et aussi fig. 1.)

Leur structure histologique a été souvent décrite[1] ; il est possible de la résumer brièvement ainsi qu'il suit : « Chacune de ces fines papilles ou villosités est constituée par une substance fondamentale, qui n'est autre que du tissu conjonctif ; celle-ci est recouverte d'une couche de cellules épithéliales cylindriques, reposant sur une mince membrane basilaire, qui ressemble exactement aux élé-

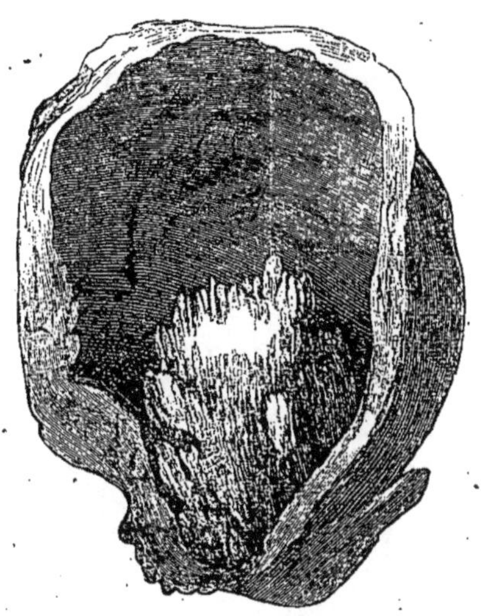

Fig. 7. — Papillôme frangé ou « villeux ». D'après la pièce n° 2003 du musée du « Royal College of Surgeons ».

ments normaux de la vessie. Dans la profondeur, on rencontre des fibres musculaires lisses, qui ne pénètrent pas dans les papilles ; on trouve seulement deux ou trois de ces fibres à leur base. La tumeur est abondamment pour-

1. Plusieurs tumeurs de ce genre ont été présentées à la « Pathological Society » de Londres par différents observateurs, notamment par moi-même depuis 1856. *Voy.* vol. V, p. 200, et vol. VI, p. 213 et 214, qui tous deux renferment des cas de cette nature. D'autre part, consulter vol. VII, p. 256 et 257. En outre, vol. VIII, p. 262-164 ; vol. XI, p. 153-155 ; vol. XVIII, p. 176-178 ; vol. XXI, p. 239-244 et 265-266 ; vol. XXXIII, p. 220 ; vol XXXIV, p. 157-160.

vue de vaisseaux sanguins : des capillaires rampent à la surface et dans l'intérieur des villosités, et ils se ramifient immédiatement au-dessous de la couche sous-épithéliale. Ces capillaires sont assez volumineux, mais ils ont des parois très minces. » (Dr H. Gibbes.) Le cas de T. H. B., âgé de 40 ans (Observation XV), offre un exemple très caractéristique de cette variété de tumeur. (*Voy. le tableau de vingt cas d'opération de tumeurs vésicales, qui est placé à la fin de la Leçon IV.*)

2° *Fibro-papillôme.* — Cette dénomination est, à mon

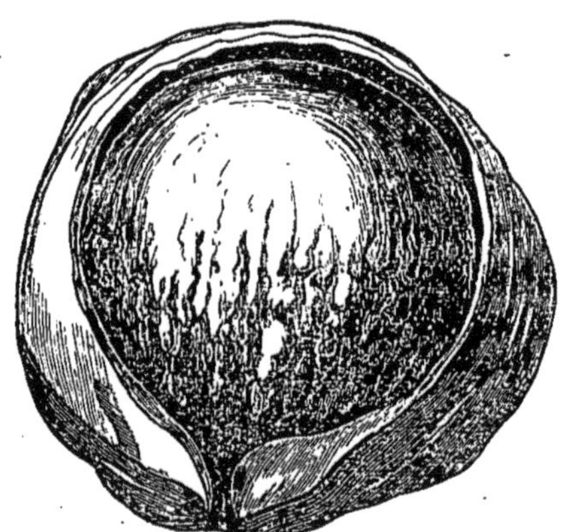

Fig. 8. — Tumeur provenant d'un homme âgé de 50 ans. Son développement a été rapide : elle possède une base étroite, mais elle remplit presque entièrement la cavité vésicale. Bien qu'elle soit recouverte à sa surface de franges papillômateuses, la masse de la tumeur est très dense. D'après la pièce n° 2004 du musée du « Royal College of Surgeons ». Une pièce semblable a celle-ci existe dans le musée d' « University College » sous le n° 1475.

avis, préférable à celle de « papillôme ordinaire » employée autrefois, car elle précise avec exactitude la différence existant entre la structure des tumeurs que nous allons maintenant étudier et celle des productions morbides que je vous ai désignées tout à l'heure sous le nom de papillômes frangés. Le fibro-papillôme n'est pas constitué en majeure partie par des prolongements papilliformes, quoique ceux-ci néanmoins existent en plus ou moins grande abondance : aussi la consistance de ces tumeurs est-elle beaucoup plus ferme. On y rencontre des fibres musculaires lisses et du tissu conjonctif, provenant des couches sous-muqueuses de la paroi vésicale. Les papilles sont ordinairement plus courtes, moins développées que les franges de la variété étudiée précédemment. L'analyse microscopique de la partie solide ou constituante de la tumeur est énoncée, dans un cas type, de la

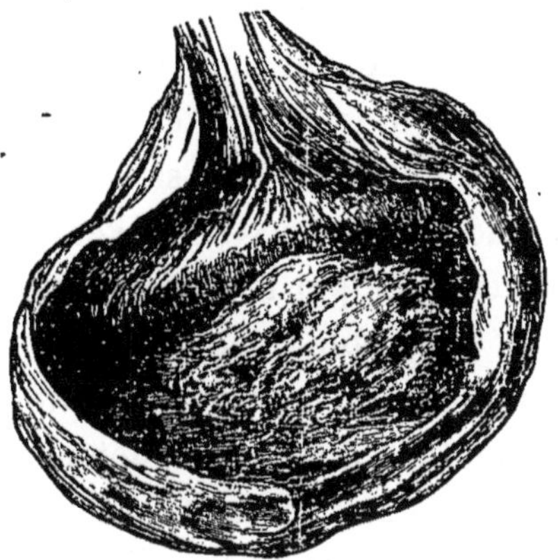

Fig. 9. — Deux tumeurs, qui sont très probablement des fibro-papillômes. D'après la pièce n° 2006 du « Royal College of Surgeons ».

façon suivante : « C'est une excroissance absolument distincte de la paroi vésicale, et formée de trabécules, dans la composition desquelles il entre surtout du tissu musculaire lisse. De ces trabécules naissent des trabécules secondaires, dans lesquelles le tissu musculaire lisse se continue en quantité variable, suivant leurs dimensions. La tumeur est recouverte d'une couche de cellules épithéliales cylindriques, exactement semblables à celles de la vessie normale ». Le cas du Dʳ Mac C., inscrit au Tableau sous le n° 4, est un très bel exemple de fibro-papillôme de la vessie.

Il convient néanmoins de remarquer qu'on ne doit pas se baser exclusivement sur la présence des papilles à la surface d'une tumeur pour classifier et caractériser celle-ci, qu'on rencontre ces papilles soit sous la forme plus simple que nous venons d'étudier en dernier lieu, soit sous l'aspect de longues franges que je vous ai décrites auparavant. En effet, on peut parfois observer des papilles sur une tumeur hétéroplastique, sur un épithélioma ou un cancer par exemple.

3° *Tumeurs du type de transition.* — Le troisième des types de tumeurs, dont je vous ai parlé tout à l'heure, appartient en réalité à la même catégorie que les deux précédents, puisqu'il entre dans sa structure essentielle des éléments analogues à ceux de la vessie. Cependant il me paraît mieux désigné par la dénomination de « type de transition », car il semble occuper une place intermédiaire entre le papillôme et une production de mauvaise nature, le sarcôme. Ce n'est pas en effet seulement le groupement de ses éléments constitutifs qui est tout à fait spécial; mais on constate dans ce troisième type la présence de certaines cellules étrangères à sa structure; et ce fait est de la plus haute importance.

Le Dr Heneage Gibbes décrit ainsi ces tumeurs : « Elles sont caractérisées par des fibres fondamentales très denses et de développement irrégulier, et par la présence dans cette substance de cellules à formes variées et disposées en groupes distincts. Quelques-uns de ceux-ci renferment des cellules petites et arrondies; d'autres, au contraire, des cellules larges, de forme irrégulière, et possédant des noyaux. Dans certaines tumeurs de cette nature, on trouve par places d'épaisses papilles, tandis qu'à d'autres endroits il n'en existe pas; dans toutes, cependant, la surface est tapissée de cellules épithéliales cylindriques, ressemblant

à celles de la vessie normale. Les seuls traits qui diffé-
rencient nettement les tumeurs de cette variété des deux
précédentes, ce sont la disposition de la substance fondamentale et la présence dans cette dernière de cellules irrégulières qui n'appartiennent pas aux tissus normaux
d'une part, et qui caractérisent les néoplasmes d'autre
part. » Ces considérations laissent donc planer un certain
doute sur la marche et la terminaison de semblables tumeurs. (*Voy. au Tableau les cas de C. C. S. (n° 12) et de
T. S. (n° 16), dans lesquels il s'agit de productions morbides
appartenant à ce groupe.*)

La seconde catégorie de tumeurs, caractérisée par sa
structure hétéroplastique, est représentée, en ce qui concerne la vessie, par l'épithélioma et quelquefois, quoique
rarement, par le sarcôme. Entre ces tumeurs de la seconde catégorie et celles de la première, il existe une certaine relation, comme je viens de vous le dire en décrivant
la troisième variété homœoplastique, grâce à la présence
des cellules étrangères que je vous ai signalée.

Parmi mes cas se trouve un exemple d'*épithélioma*
dans le cas n° 6. Il ne me semble pas nécessaire d'entrer
dans de longs détails microscopiques ou autres au sujet
de ces productions morbides, si communément connues.

L'existence du véritable *sarcome* dans la vessie a été af-
firmée [1] ; cependant, je n'en ai pas rencontré d'exemple
dans les observations récentes [2]. La présence, même abon-

1. *Patholog. Transactions* XXXIV, p. 157.
2. Les sarcômes de la vessie sont rares, il est vrai ; il existe cependant dans la science plusieurs observations *récentes*, c'est-à-dire ne remontant pas au delà d'une douzaine d'années, et dans lesquelles la
nature sarcomateuse de la tumeur vésicale est certainement incontestable. Je citerai seulement les auteurs suivants :

dante, de leucocytes ou d'autres cellules arrondies et fusiformes a pu être constatée dans une tumeur après quelque
poussée inflammatoire ou même dans la forme que je vous
ai décrite sous le nom de « type de transition »; et certains observateurs ont été parfois amenés à considérer ces
éléments comme ceux du sarcôme. Il n'est pas impossible
qu'avant peu on rencontre des cas non douteux et bien
précis de ce genre de néoplasme.

Le *squirrhe*, vous le savez, se présente plutôt comme
une infiltration des parois de la vessie, affectant principalement la base et les côtés; aussi le toucher rectal permet-
il de le reconnaître. Les sensations dures, rigides, irrégulières et rugueuses, perçues par le doigt, sont suffisamment caractéristiques pour établir un diagnostic exact.

Le cancer de forme *encéphaloïde* a été parfois observé,
mais il m'est difficile, quant à présent, de vous dire s'il
envahit souvent la vessie de l'adulte ; très probablement il
n'est pas commun dans ces conditions.

Il me paraît intéressant de vous signaler aussi un
curieux exemple de *tumeur mélanique*, très petite et unique, siégeant dans la vessie. Elle est conservée au musée
de « Guy's Hospital » sous le n° 2104[20], et a été trouvée à
l'autopsie d'un homme âgé de trente-deux ans, qui durant
la vie avait eu une affection mélanique de l'œil, accompa-

Rosapelly, in *Bulletins de la Société anatomique de Paris,* 1872, page 159.
Sokolow, in *Centralblatt für Chirurgie,* 1876, page 33.
F. Marchand, in *Arch. de Langenbeck,* 1878, Band XXII, page 676.
Heath, *Medical Times and Gazette,* Vol. II, page 663.

Outre ces 4 cas, que Ch. Féré rapporte dans son mémoire, cet auteur
en cite un autre, dû à Podrazki, et qui a été publié dans le Traité de
Pitha et Billroth.

D'ailleurs, sir Henry Thompson a mentionné plus haut (page 46) un
cas de Marcacci, dans lequel il s'agissait d'un sarcôme de la vessie dont
le chirurgien italien a pratiqué l'ablation par la cystotomie sus-pubienne
en 1880. (R. J.)

gnée de manifestations de même nature en d'autres points
du corps (fig. 10).

Enfin, on a rencontré très exceptionnellement dans la
vessie des *tumeurs dermoïdes*. Le contenu d'un kyste der-
moïde, probablement d'origine ovarienne, peut quelquefois être expulsé par les voies urinaires. Un cas de ce
genre s'est présenté dans la pratique de mon ami M. T.
Bryant et j'ai eu le plaisir de l'examiner avec lui. Le
siège de la tumeur était incontestablement vésical. C'était

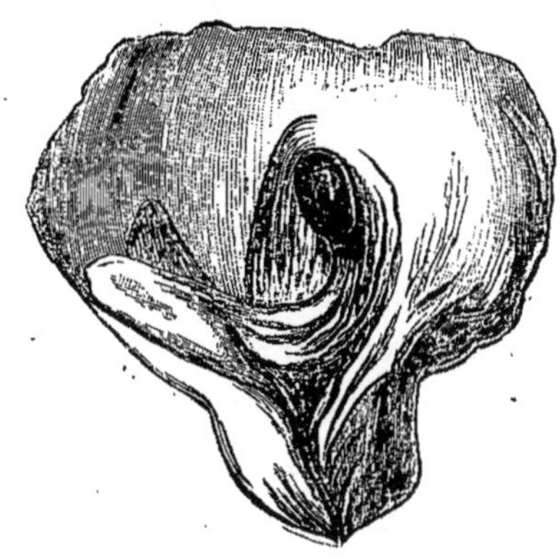

Fig. 10. — Petite tumeur mélanique de la vessie. (Guy's Museum, N° 2104²⁰.

chez une dame, mariée, âgée de trente ans : les premiers
symptômes furent ceux d'une cystite, et bientôt se mon-
trèrent dans l'urine de longs poils, encroûtés de phosphates ; une énorme quantité de ces poils sortit ainsi de
la vessie. Plus tard, l'exploration digitale fut pratiquée et
l'on découvrit une tumeur pédiculée, dont l'ablation né-
cessita deux séances. Cette tumeur était composée d'une
épaisse couche de peau véritable et d'une matière fibreuse
abondante, entremêlée de glandes sébacées et de folli-
cules pileux : elle ressemblait tout à fait, comme forme
et comme volume, à un champignon non épanoui et de
dimension un peu au-dessus de la moyenne. La malade
est absolument guérie aujourd'hui de tous ses symptômes.

La conclusion indiscutable à tirer des faits qui précè-dent, c'est que la variété de tumeur affectant le plus com-munément la vessie de l'adulte est le papillôme, lequel se présente sous deux aspects, à savoir : 1° le *papillôme frangé*, en forme de bouquet, composé de longues et fines papilles, et 2° le *fibro-papillôme*, plus ferme, constitué comme le précédent par les éléments normaux, mais pro-liférés, de la couche vésicale sous-muqueuse : l'un et l'au-tre sont donc franchement de nature homœoplastique. La troisième variété ressemble plus ou moins par sa structure aux deux premières ; cependant, elle renferme en outre des cellules, de caractère indéterminé, imputables parfois peut-être à un processus inflammatoire, mais laissant aussi planer quelques doutes, comme je vous l'ai déjà dit, sur leurs évolutions ultérieures. Cette variété, ne pouvant néanmoins être complètement séparée du groupe homœo-plastique, a donc été provisoirement appelée par moi *type de transition*. Les papillômes n'ont certainement aucune tendance à se transformer en tumeurs malignes ; quoi qu'il en soit, leurs propensions à s'accroître, à remplir la cavité vésicale et à se désagréger à leur périphérie, jointes à leur vascularité très développée et par suite à leur disposition constante à saigner abondamment, ren-dent leur terminaison invariablement fatale tôt ou tard.

Environ dix ou onze de mes propres cas sont des pa-pillômes vrais, et cinq peuvent être regardés comme appartenant au *type de transition*. D'après les renseigne-ments que j'ai recueillis et d'après les phénomènes pré-sentés par mes malades, je crois pouvoir vous exposer les symptômes généraux ainsi qu'il suit :

Symptômes [1]. — Le symptôme le plus précoce est, la

1. Nous conseillons au lecteur de comparer aux trois ou quatre pages suivantes un très récent travail du professeur F. Guyon, publié dans le

plupart du temps, l'*hémorragie*. Elle se manifeste souvent avant que le malade se plaigne de *mictions fréquentes* ou *douloureuses.* D'un autre côté cependant, quand la tumeur est de nature maligne ou s'en rapproche, ordinairement la douleur et la fréquence des mictions précèdent l'apparition du sang, et parfois d'une période de temps très considérable. Dans presque tous mes cas, les symptômes duraient depuis trois ans au moins, quand le malade est venu me consulter ; dans quelques-uns cette durée était de six ou sept années. Si la tumeur est principalement constituée par des papilles filiformes et délicates, les hémorragies sont naturellement plus abondantes et plus continuelles que dans le fibro-papillôme ou dans le type de transition, dont la consistance est plus résistante ; les hémorragies sont également beaucoup moindres lorsque les franges font défaut ou sont très peu développées.

Il n'y a rien de particulièrement caractéristique à noter dans la nature de l'hémorragie. Mais il est un fait important dont il faut toujours s'enquérir et que le chirurgien doit observer lui-même, autant que possible : je veux parler du moment de la miction auquel le sang apparaît. Quelquefois, l'urine commence à couler absolument claire ou

numéro de novembre 1884 (pages 650-671) des *Annales des maladies des organes génito-urinaires.* Ce travail, intitulé *Étude clinique sur le diagnostic des néoplasmes de la vessie*, établit très nettement l'importance considérable pour le diagnostic que le chirurgien de l'hôpital Necker attache aux symptômes et aux signes des tumeurs vésicales, et particulièrement aux différents caractères de l'hématurie. L'examen clinique du malade, suffisamment approfondi, dispenserait ainsi souvent le chirurgien de recourir à une opération purement exploratrice et destinée seulement à éclairer le diagnostic. Le professeur Guyon ne rejette pas cependant l'exploration digitale de la vessie, telle que la pratique sir Henry Thompson : il croit devoir la réserver à certains cas exceptionnels. En tous cas, et à tous les points de vue, surtout pour l'ablation, M. Guyon préfère la voie hypograstrique (R. J.)

à peine légèrement teintée, et, vers la fin de la miction, ce jet devient rouge-foncé, grâce à la présence d'une grande quantité de sang vermeil. En pareil cas, et s'il n'y a pas eu de lésion récente de l'urètre, l'hémorragie est bien nettement d'origine vésicale. Aussi, lorsque à l'aide de la sonde et du toucher rectal on s'est assuré qu'il n'existe ni rétrécissement, ni affection quelconque de la prostate, ni calcul vésical, ni cancer, il ne reste plus qu'à rechercher certains éléments qui peuvent se rencontrer dans l'urine elle-même.

Signes physiques. — Je dois vous dire tout d'abord qu'ici le toucher rectal et l'exploration vésicale, même très convenablement pratiqués d'après les méthodes habituelles, ne fournissent que fort peu de renseignements précis, excepté cependant pour les infiltrations cancéreuses dont l'induration est ainsi d'ordinaire assez facilement reconnue [1]. Le résultat de l'exploration est presque toujours négatif, ou à peu près, s'il s'agit d'un papillome ou d'une tumeur analogue. Dans ces cas, le seul signe physique de quelque valeur que j'aie jamais constaté (et je ne l'ai rencontré que bien rarement), c'est une certaine gêne de la sonde, qui n'a plus ses mouvements libres dans la cavité vésicale et qui ne peut plus tourner facilement à droite et à gauche.

Quelquefois, j'ai senti une sorte de « frôlement doux, » ainsi que je l'ai appelé dans mes notes, comme si la sonde se mouvait dans un milieu de densité un peu supérieure à celle de l'urine, sans arriver toutefois à déterminer sur la

1. C'est ainsi que dans le cas de M. Bazy, cité plus haut, et dans l'un des cas du professeur F. Guyon, la sonde exploratrice en métal put très nettement circonscrire la masse morbide, en préciser le volume et le siège et même, jusqu'à un certain point, le mode exact d'implantation. (R. J.)

paroi vésicale la limite qui sépare le tissu sain du tissu morbide [1].

En outre, par le toucher rectal, quand le doigt parvient à atteindre la base de la vessie, en passant au-dessus de la prostate, il perçoit parfois une sensation de plénitude arrondie et mollasse, mais sans rien pouvoir distinguer ni préciser davantage.

Telles sont les conclusions auxquelles je suis forcé d'en venir au sujet de l'emploi de la sonde dans les cas de tumeurs vésicales. Et cependant j'ai pratiqué un certain nombre d'explorations de la vessie soit avec la sonde, soit avec le doigt introduit dans le rectum, alors que le malade éthérisé était sur la table d'opération, prêt à subir l'exploration digitale [2].

Examen de l'urine. — Cette recherche est de la plus haute importance et fournit souvent des résultats tout à fait significatifs. Son but est de recueillir les parties désagrégées de la tumeur, si elle existe, et d'étudier leur structure au microscope. Il peut être nécessaire de répéter plusieurs fois cet examen, afin d'acquérir une certitude absolue. Un excellent moyen d'obtenir ces débris organiques consiste dans les grands lavages de la vessie pratiqués avec l'eau chaude. Il est bien rare alors qu'on ne recueille pas ainsi quelque fragment détaché, suffisamment volumineux pour être soumis à l'examen microscopique, surtout si la tumeur vésicale est frangée. Récemment cependant, ayant échoué avec les simples lavages, je me suis servi avec avantage d'une sonde évacuatrice de

---

1. Lorsqu'il promène la sonde sur les franges villeuses d'un papillôme, le professeur F. Guyon compare souvent les sensations ainsi perçues à celles qu'on éprouverait en caressant avec le bec de la sonde une barbe soyeuse. (R. J.)

2. Voir la note 1 en bas de la page 67.

petit calibre, à laquelle j'ai adapté l'aspirateur employé dans la lithotritie; par ce procédé, j'ai obtenu facilement divers éléments, qui ne laissaient aucun doute sur la présence d'une tumeur. Le fait est rappelé dans le cas n° 20 du tableau.

Il est encore un autre procédé qui, dans le cas de tumeur frangée, peut vous procurer un échantillon de celle-ci et qui en outre vous démontrera l'existence d'une partie saillante. Il consiste à explorer soigneusement la vessie avec un petit lithotriteur à mors-plats[1]. J'ai découvert de cette façon la première tumeur vésicale que j'aie enlevée : elle était encroûtée de phosphates et je la pris d'abord pour un calcul en partie enchatonné, que je pouvais bien saisir, mais non mouvoir dans la vessie. Je suis arrivé ainsi à détacher de petits morceaux de la tumeur ; une faible hémorragie s'en est suivie nécessairement, mais elle a été tout à fait insignifiante.

Supposons donc que quelques fragments aient été évacués par les lavages ; si l'on veut pousser plus loin ses recherches, on portera ces débris sous le microscope, en se servant d'un objectif de 7 millimètres. D'abord on peut trouver une portion de ces minces papilles, appelées aussi villosités, assez complète pour ne laisser aucun doute à cet égard : la disposition de l'épithélium cylindrique, dont les cellules sont perpendiculaires à l'axe central et forment comme des rayons à l'extrémité, constitue une preuve indiscutable qu'il y a dans la vessie une tumeur de nature papillomateuse. A deux reprises différentes, je me suis

---

1. M. Guyon préfère ce dernier procédé aux lavages et à l'aspiration, mais il aime mieux encore s'en remettre au hasard pour recueillir dans l'urine des débris caractéristiques. Car ce renseignement, joint à ceux que l'étude des symptômes rationnels a déjà fournis, n'y ajoute pas assez pour que l'on puisse exposer les malades à des manœuvres qu'il ne croit pas sans inconvénients. (R. J.)

décidé à opérer en m'appuyant sur cette seule preuve.

En second lieu, il est parfois possible de distinguer à l'œil nu dans l'urine de petits fragments un peu transparents, d'apparence gélatineuse : c'est là encore un signe qui a sa valeur. Avec le grossissement microscopique sus-indiqué on reconnaît que ces débris sont constitués par des cellules fusiformes à noyaux : les unes sont comparativement courtes et larges, et les autres sont allongées ; quelques-unes paraissent s'être déjà transformées en courtes fibres. Ces éléments ont été rencontrés dans plusieurs circonstances, où par la suite on a trouvé une tumeur ; ce fait est noté, chaque fois qu'il s'est présenté, dans le tableau de mes vingt cas. Chez deux ou trois malades, j'ai examiné l'urine tous les jours, sans parvenir à y découvrir aucun élément figuré qui fût caractéristique ; cela se passait, il est vrai, avant que j'eusse adopté la règle de conduite dont je ne me départis jamais aujourd'hui, c'est-à-dire les grands lavages de la vessie. Une ou deux fois, j'ai trouvé un grand nombre de cellules épithéliales, jeunes et pavimenteuses, mais elles ne présentaient rien de particulier, ou du moins rien qui pût fournir une indication valable en vue du diagnostic.

Dans la prochaine leçon, nous aborderons l'étude des traitements, et surtout les opérations dirigées contre les tumeurs vésicales.

LEÇON IV

Messieurs,

Vous êtes arrivés, je suppose, à conclure qu'une hémorragie est incontestablement d'origine vésicale, et que, suivant toute probabilité, elle provient d'une tumeur dont la nature cancéreuse n'est aucunement démontrée. Existe-t-il des procédés à l'aide desquels vous pourrez entraver l'évolution de cette tumeur, ou même faire disparaître cette dernière, sans qu'il soit besoin de recourir à une intervention chirurgicale réclamant le bistouri? Y a-t-il quelques moyens d'arrêter, ou au moins de diminuer l'hémorragie 1° chez les malades incapables de supporter pour le moment l'opération à cause de leur faiblesse extrême, ou pour toute autre raison, 2° dans les cas où l'ablation n'est forcément que partielle et où l'on est obligé de laisser dans la paroi une portion de la tumeur, 3° dans le cas d'une tumeur maligne, où aucune tentative d'ablation n'est permise et qui est seulement justiciable d'un traitement palliatif?

A ces questions je répondrai que, dans ma pratique, je n'ai jamais obtenu aucun bénéfice, dans le cas d'hémorragie vésicale, quelle que soit la variété de tumeur qui la détermine, de la *médication* appelée *astringente* employée à l'intérieur. Il me semble même excessivement difficile de prouver que l'usage d'un de ces agents ait jamais amené un résultat satisfaisant. Une poussée d'hémorragie vésicale n'a habituellement qu'une courte durée, si toutefois le malade cesse immédiatement ses habitudes actives. D'autres conditions, telles que le repos absolu et la position horizontale, viennent singulièrement aider la prétendue influence curative des astringents; et quand l'hémorragie s'arrête, comme c'est d'ailleurs sa tendance naturelle, le médicament absorbé pendant ce temps bénéficie d'un succès auquel il n'a pas droit de prétendre la plupart du temps.

J'ai une confiance beaucoup plus marquée dans les *injections astringentes*, poussées avec grande douceur dans la vessie à l'aide d'une petite sonde molle. Les deux injections dont je me sers assez souvent sont pratiquées avec du *perchlorure de fer* et avec du *nitrate d'argent*; je les emploie surtout lorsque l'opération n'est pas encore décidée, et aussi quand l'ablation d'une tumeur n'a pu être que partielle. Dans ces cas d'opération incomplète, le résultat a été beaucoup meilleur que je n'aurais même osé l'espérer, et les récidives d'hémorragie ont été bien réellement enrayées par ces injections, celle au perchlorure de fer étant peut-être (certainement, dans deux circonstances) plus efficace que l'autre. La dose employée a été de 20 à 60 gouttes de teinture de perchlorure de fer dans 125 grammes d'eau froide; cette injection est pratiquée une ou deux fois par jour suivant les indications. La solution de nitrate d'argent est de 6 à 36 centigrammes pour

125 grammes d'eau ; les solutions plus concentrées sont rarement tolérées ou nécessaires.

En ce qui concerne les néoplasmes de mauvaise nature auxquels je faisais allusion tout à l'heure, si la présence d'une semblable tumeur est indiquée par les caractères physiques et les symptômes, mais surtout par les premiers, toute tentative d'ablation faite à la légère et incomplète sera forcément proscrite, car elle serait extrêmement dangereuse ; aussi rien dans ce sens ne doit être entrepris. Il ne s'ensuit pas pourtant qu'en pareille circonstance il faille rejeter le drainage de la vessie par la voie périnéale ; cette intervention parvient au contraire quelquefois à diminuer les souffrances du malade et à prolonger sa vie [1].

Enfin, il est très important d'examiner avec le plus grand soin l'état et le fonctionnement des voies digestives, toutes les fois que l'on se trouve en présence d'une hémorragie d'origine intra-pelvienne.

[1]. Il est intéressant de rapprocher cette opinion de sir Henry Thompson de celle que le professeur Verneuil exprima à la Société de Chirurgie, dans la discussion qui suivit le rapport fait par M. Monod sur le cas de M. Bazy, auquel nous avons déjà plusieurs fois fait allusion. (Voy. *Bulletins de la Société de Chirurgie*, 1883, pages 630-650.) S'élevant énergiquement contre les grattages appliqués aux cancers en général, et à ceux de la vessie en particulier, M. Verneuil voudrait que l'intervention chirurgicale dans les néoplasmes malins de la vessie eût des prétentions simplement palliatives et ne semblât pas viser à la cure radicale. Aussi, au lieu d'admettre avec M. Bazy qu'on doit attaquer ces tumeurs, parce que avec une opération même incomplète on aura rendu service au malade, demande-t-il qu'on renverse la proposition. « Quand un individu est atteint de tumeur vésicale, dit-il, ouvrez sa vessie : voilà le but principal. Si, au cours de l'opération, vous trouvez par hasard que la tumeur est extirpable, extirpez-la ; mais, dans le cas contraire, contentez-vous de la simple cystotomie... » En conséquence, le professeur Verneuil accepte les judicieuses remarques de MM. Monod et Bazy, qui comparent la cystotomie et la fistule vésicale consécutive à l'anus artificiel créé dans les cas de cancer ano-rectal et grâce auquel les douleurs sont si rapidement et si complètement supprimées, en même temps que l'évolution progressive de néoplasme est retardée jusqu'à un certain point. (R. J.)

J'arrive maintenant au procédé qui est le seul capable de procurer un soulagement durable au malade atteint de tumeur vésicale, c'est-à-dire l'opération destinée à enlever cette tumeur.

Opération. — L'exploration digitale de la vessie est, je suppose, pratiquée par l'urétrotomie externe, et tous les détails de procédé [1] ont été rigoureusement observés. Après avoir introduit votre index gauche dans la cavité vésicale, vous rencontrez une tumeur quelconque : consacrez alors deux, trois ou quatre minutes, si besoin est, à vous assurer du volume, du siège et de la forme générale. Puis, de votre main droite, opérez sur l'abdomen une vigoureuse pression qui abaisse ainsi les organes pelviens. De cette façon, vous reconnaissez si la tumeur est attachée à la paroi vésicale par un pédicule plus ou moins mince, ou si elle occupe au contraire une large surface de cette paroi, dont elle semble inséparable. Vous parcourez avec le doigt la périphérie de cette tumeur, qui peut être largement mamelonnée, présenter un ou plusieurs lobes, ou bien ressembler à un simple polype, offrir une consistance ferme ou flasque. Enfin, remarquez si la masse est dense, compacte et immobile, ou si elle est molle, plus ou moins mobile, et peut-être friable. Il est important de posséder une idée très nette du siège de la tumeur et d'observer si celui-ci est situé plutôt à votre droite qu'à votre gauche, point qu'il est très facile d'élucider la plupart du temps ; il faut savoir également si la production morbide prend naissance sur le côté ou sur le plancher de la vessie, sur la face opposée au méat interne ou sur le plafond de la cavité vésicale. L'esprit se forme ainsi déjà une image distincte de l'objet auquel on a affaire, et en même temps il

---

1. Voyez leçon II, pages 17 et suiv.

devient apte à juger si l'ablation est possible, en totalité ou en partie, et, dans ce dernier cas, si l'on peut enlever une portion suffisamment volumineuse pour justifier une intervention chirurgicale poussée plus loin. Quand la tumeur a la forme d'un polype avec pédicule mince, ou même gros, aucune hésitation n'est admissible : opérez. Lorsque vous croirez pouvoir retrancher des portions notables de là masse, sans blesser la paroi vésicale, dont on doit toujours s'approcher avec les plus grandes précautions, alors, selon moi, vous devriez tenter l'ablation de ces portions sous les conditions ci-après énoncées. Si, d'un autre côté, la substance morbide est dure et ne présente à sa surface aucune partie saillante bien marquée, caractères que vous trouverez habituellement associés, laissez de côté toute velléité d'ablation ; il vous est permis cependant, si la chose est possible sans difficulté, de détacher un petit morceau de la tumeur pour le soumettre à l'examen micrographique ; mais là se borne toute l'action chirurgicale.

Au point où nous sommes arrivés, se présente une importante considération qu'il est nécessaire d'exposer dans tous ses détails, avant d'attaquer la tumeur par la voie périnéale.

Lorsque vous avez achevé l'examen complet de la cavité vésicale, vous devez vous poser et résoudre la question suivante : « Puis-je espérer enlever la tumeur que je viens d'examiner, soit totalement, soit particllement suivant le cas, en me servant de l'incision déjà faite au périnée, ou bien ai-je plus de chance de succès en pratiquant une ouverture sus-pubienne ? » Car, il faut convenir qu'il peut se présenter une circonstance où la voie hypogastrique vous paraisse préférable, et où vous vous demanderez s'il n'existe pas quelque raison de la suivre. L'incision périnéale cependant est absolument inoffensive [1] et offre cet avantage incontestable de fournir un diagnostic exact.

Le procédé d'ablation des tumeurs vésicales par l'uré-trotomie périnéale, tel que je le propose, a trouvé un contradicteur à Paris dans la personne de mon ami le professeur Guyon. Ce chirurgien et son école prétendent que l'incision hypogastrique doit toujours être employée et qu'il faut rejeter l'incision périnéale. Je ne puis m'empêcher de répondre que les termes si affirmatifs, avec lesquels cette doctrine est aujourd'hui formulée par quelques-uns, seraient peut-être plus autorisés si ses partisans avaient éprouvé la méthode que j'ai si souvent mise en pratique. Il ne viendra, je suppose, à l'esprit de personne de soutenir que le haut appareil n'est pas une opération beaucoup plus grave et plus hasardeuse que la simple boutonnière [2].

1. Malgré toute la bénignité de cette opération, celle-ci a cependant donné, entre les mains habiles de son promoteur, deux cas de morts que sir Henry Thompson lui-même a fait connaître dans sa lettre adressée à *The Lancet* (2 novembre 1883) à propos du travail de MM. Whitehead et Pollard. Ces deux malades avaient seulement subi l'incision urétrale et l'exploration digitale de la vessie : aucune autre opération n'avait été pratiquée. (R. J.)

2. Il est incontestable qu'il est plus dangereux de sectionner la paroi abdominale et la face antérieure de la vessie que d'inciser la portion membraneuse de l'urètre. Mais, à l'époque où sir Henry Thompson a fait cette leçon, il n'avait pas encore pratiqué la cystotomie sus-pubienne suivant le procédé de Petersen. (Voy. la note qui termine la leçon IX). En exécutant sa première opération de ce genre au mois de juillet 1884, il a pu se rendre compte par lui-même de la facilité extrême, des avantages nombreux et de la bénignité relative de la taille hypogastrique, telle qu'on la fait aujourd'hui. Quoi qu'il en soit, étant donné que l'incision exploratrice n'est pas absolument indispensable pour établir un diagnostic suffisamment précis, l'opération hypogastrique offre d'immenses avantages : 1º elle permet de reconnaître au moment de l'opération avec le doigt et même avec l'œil certaines particularités qui échappent à l'exploration périnéale ; 2º elle facilite singulièrement les manœuvres d'attaque et d'exploration du néoplasme ; elle permet l'appli-

Pourquoi alors recourir à l'incision sus-pubienne, lorsque l'on n'a pas encore la certitude absolue 1° qu'il existe une tumeur dans la vessie, et 2° que cette tumeur peut être enlevée par l'opération? Il n'est pas douteux que, dans un grand nombre de cas, on soupçonne la présence d'une tumeur, et même que celle-ci est regardée comme extrêmement probable; mais il n'est guère possible de l'affirmer avant que le doigt ait pénétré dans la cavité vésicale. Ordinairement, le chirurgien n'est pas sûr que la tumeur en question soit séparable de la vessie avant que cette dernière ait été ouverte et que ses conditions physiques aient été nettement déterminées par le toucher direct. Tous ces faits, c'est-à-dire d'abord la présence de la tumeur, ensuite sa forme et son volume, et enfin la nature de ses connexions avec la paroi vésicale, toutes ces données, dis-je, nécessaires pour élucider la question d'ablation, sont obtenues par une petite incision urétrale exempte de tout danger. N'est-il pas imprudent de pratiquer l'incision hypogastrique, avec tous les risques que vous lui connaissez, alors que l'opérateur n'est pas absolument certain de la présence d'une tumeur, et lorsque, de parti pris, il va courir la chance de ne pouvoir faire une ablation totale sans infliger au malade des dégâts opératoires mortels, quand cette tumeur aura été touchée du doigt et mise à nu, pour ainsi dire?... En effet, vous savez que, sur le nombre total des cas, l'ablation complète n'est possible que dans la moitié seulement.

De plus, suivant moi, la boutonnière permet au chi-

cation de pansements rigoureusement antiseptiques. Pour plus de détails, consulter la thèse du Dr A. Pousson déjà citée et les articles publiés dans les *Annales des maladies des organes génito-urinaires* en 1883, par P. Bazy (pages 621 et 661), et en 1884, par le professeur Guyon (pages 141, 458 et 650). (R. J.)

rurgien non seulement d'élucider tous les faits qu'il est indispensable de connaître avant d'opérer, mais elle lui permet aussi d'enlever facilement la tumeur, quand celle-ci est de forme polypoïde et susceptible, par conséquent, d'une ablation réunissant toutes les garanties d'aisance et de sécurité. Néanmoins si vous pensez pouvoir, dans certains cas particuliers, obtenir un meilleur résultat par l'incision hypogastrique (et vous êtes apte alors à résoudre cette question), rien ne vous empêche de pratiquer cette dernière. Chez un ou deux de mes vingt malades, chez les deux derniers notamment, j'aurais peut-être pu opérer ainsi avec avantage : je le ferais probablement maintenant si je me trouvais dans des conditions semblables. Mais, dans tous les autres cas, les dangers pour l'opéré auraient été grandement accrus par l'ouverture sus-pubienne, et cette opération ne m'aurait certainement pas plus facilité les manœuvres d'ablation que ne l'a fait l'urétrotomie externe.

Quels sont maintenant les moyens à employer pour enlever une tumeur dont, après examen complet, on s'est décidé à tenter l'ablation par la voie périnéale? Si vous avez la bonne fortune de tomber sur une tumeur unique, de forme polypoïde (Voy. les Diagrammes n°s 1, 13 et 15 du Tableau), et par conséquent munie d'un pédicule assez mince, vous ne devez pas hésiter à introduire une paire de pinces-forceps dans la cavité vésicale et à l'employer sans l'aide du doigt de l'opérateur. Les petites pinces-forceps, dont je me sers dans ce but, sont à mors larges et dentelés sur les bords, de façon à écraser et non à sectionner les tissus. Il existe différentes formes de ces pinces-forceps. Le modèle le plus simple est droit, ressemblant à la tenette employée ordinairement dans la taille (fig. 11). D'autres sont incurvées et destinées aux tumeurs situées latéralement ou près du col de la vessie; car, dans cette situation, la pince-forceps droite ne parviendrait pas à les saisir (fig. 12 à 15). Une paire de chaque modèle doit avoir

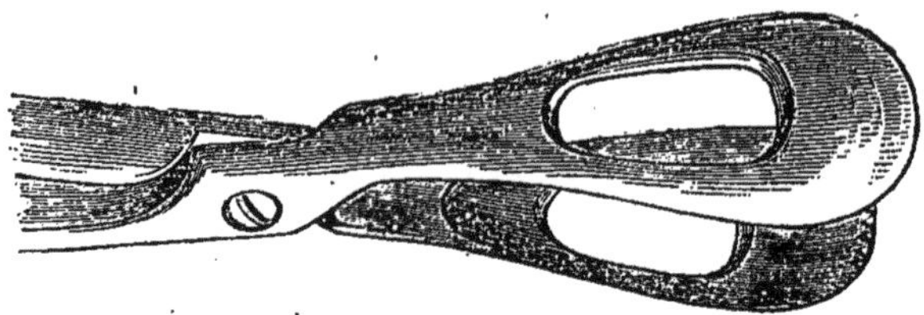

FIG. 11. — Pince-forceps droite.

des bords coupants, pour les cas exceptionnels où la tumeur est plus dure et plus résistante que de coutume [1].

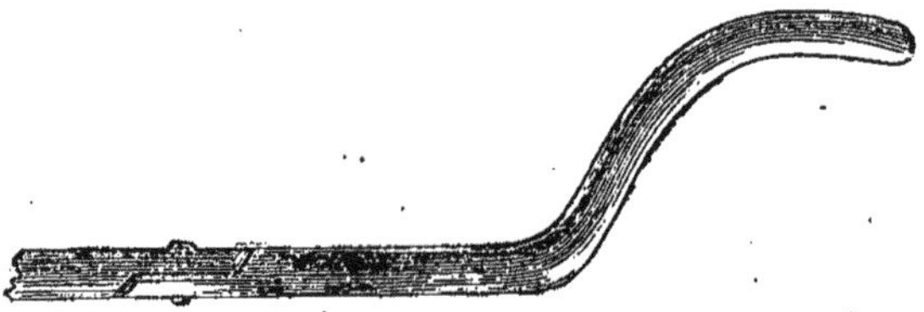

FIG. 12. — Pince-forceps plus mince et incurvée latéralement pour enlever une tumeur engagée dans le col vésical.

Dès que les branches sont introduites dans la cavité vésicale, il n'y a qu'à les ouvrir largement et à les refermer ensuite, pour être à peu près certain qu'elles ont saisi

1. La multiplicité des pièces de cet arsenal chirurgical ne laisse pas que d'être quelque peu encombrante et constitue, en pratique, un réel inconvénient. Outre que leur maniement ne doit pas être toujours très facile à travers le long et étroit canal périnéo-urétro-prostatique, ces instruments ont le désavantage marqué d'agir à l'aveugle et de ne détruire la plupart du temps la tumeur que par morcellement. Avec l'incision hypogastrique, on manœuvre à ciel ouvert : aucun outillage spécial n'est nécessaire. Pour l'ablation, une paire de ciseaux, un serre-nœuds, l'écraseur ordinaire, une curette ou même l'ongle suffisent. De plus, on peut par cette voie employer l'anse galvanique, comme l'a fait dans un cas le professeur Guyon, chose qui n'est pas à dédaigner chez un malade que des hématuries prolongées ont parfois rendu exsangue.

le polype plus ou moins complètement. Ce procédé, ainsi exécuté, est incontestablement aussi sûr que s'il s'agissait de saisir un calcul dans la vessie. Pendant cette opération, vous ne devez exercer aucune pression dans la région sus-pubienne : ne modifiez en rien les contours natu

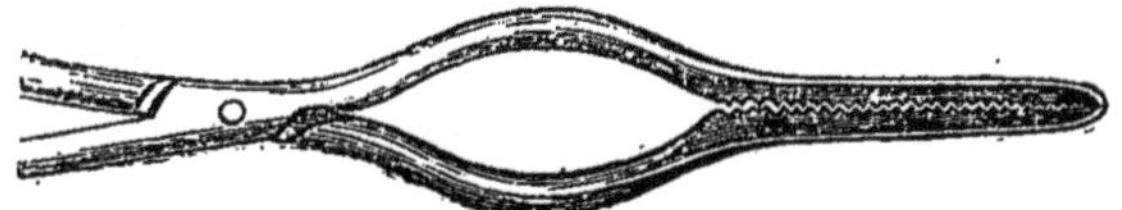

Fig. 13. — La même, vue de face : son incurvation n'est pas apparente dans cette position.

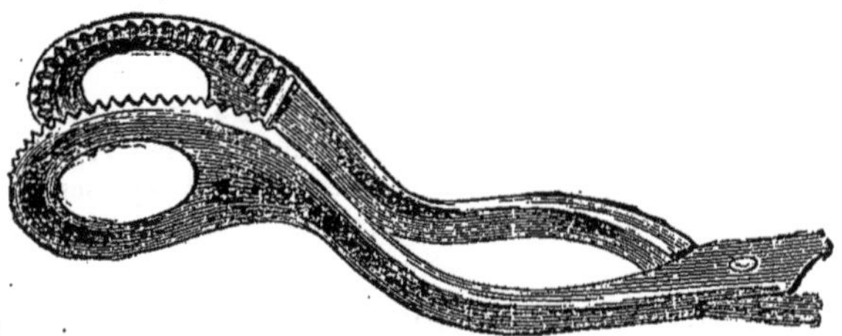

Fig. 14. — Pince-forceps courbe pour les tumeurs siégeant sur les côtés de la vessie.

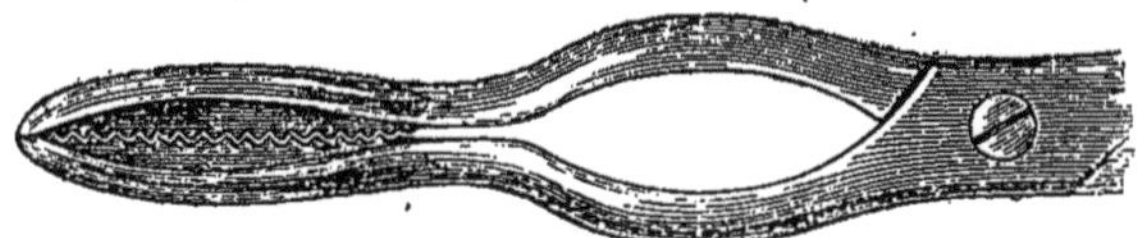

Fig. 15. — La même, vue de face.

rels de la vessie. Par quelques petits mouvements du forceps dans différentes directions, vous vous assurerez que la tumeur est bien saisie. A ce moment, évitez par-dessus tout, à mon avis, d'user de violence ; cependant, serrez fortement l'un contre l'autre les mors de l'instrument, de façon que leur extrémité morde et mâchonne un peu les tissus, si je puis m'exprimer ainsi, sans toutefois abandonner le point où la tumeur a été saisie et mordue en premier lieu. Alors, à l'aide d'un léger mouvement de traction, facilitez le dégagement de la masse : lorsque celui-ci est accompli, la pince-forceps se trouve libre dans la cavité vésicale, et il vous sera aisé de l'extraire avec son contenu.

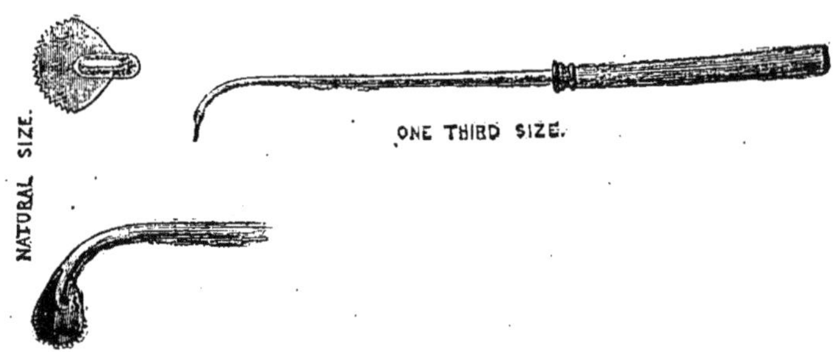

Fig. 16. — Instrument à extrémité dentelée, destiné à sectionner par un mouvement de rotation une portion de tumeur fixée par l'index. Il est vu de profil, réduit au tiers de ses dimensions. L'extrémité est représentée dans deux positions différentes et de grandeur naturelle.

Ceci fait, introduisez de nouveau le doigt, afin de constater ce qui reste de la tumeur et de voir s'il est possible de compléter l'ablation. En tous cas, lorsque la pince-for-

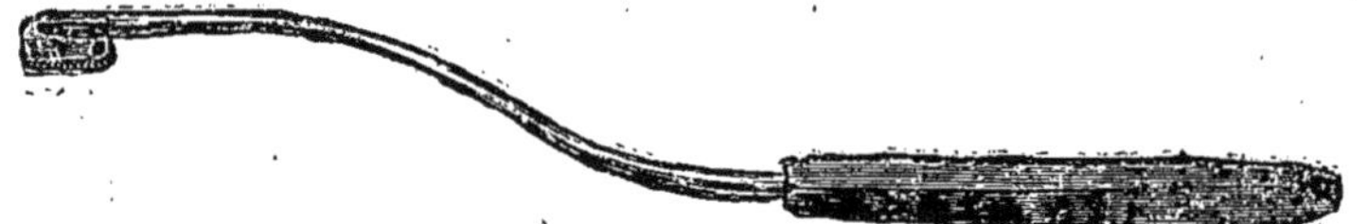

Fig. 17. — Autre instrument dentelé, de forme courbe.

ceps a ainsi extrait un fragment, si petit qu'il soit, l'instrument ne doit jamais être réintroduit, avant que le doigt ait une seconde fois exploré la surface interne de la vessie et permis à l'opérateur d'apprécier exactement la portion qui reste à enlever, si toutefois il en reste une.

Mais supposons que la tumeur n'ait pas été complètement divisée par l'action de la pince-forceps, manœuvrée avec la prudence que je viens d'indiquer : l'instrument doit alors lâcher la tumeur et être retiré immédiatement. A sa place vous introduisez le doigt, qui rencontrera très probablement un fragment si près d'être détaché que l'ongle suffira pour achever la section. Dans ce but, vous pouvez vous servir également de ces petits instruments à dents de scie que j'ai imaginés à cet effet : l'incision urétrale offre une ouverture suffisante pour permettre de les glisser le long de l'index, laissé en place (voy. fig. 16 et 17). Il n'y a réellement aucune difficulté ni aucun danger, pourvu qu'on agisse avec le plus grand soin, à enlever de cette manière une ou deux tumeurs pédiculées, même en rasant la paroi vésicale : l'opération est presque toujours suivie d'un succès complet et durable. Car, en sectionnant le pédicule suivant le procédé que je viens de décrire, je vise autant à obtenir la cicatrisation rapide de la plaie qu'à empêcher la récidive ultérieure de la tumeur au point d'implantation.

Vous avez encore d'autres moyens à votre disposition, si vous le jugez à propos. Vous pouvez vous servir, par exemple, d'un très petit écraseur, muni d'une anse de corde à boyaux, qu'on manœuvre le long de l'index, dans les cas de tumeurs ayant la forme de polype. Chez la femme, il est souvent facile d'attirer doucement au dehors de semblables tumeurs à l'aide du forceps et de ligaturer ainsi le pédicule à ciel ouvert. J'ai réussi une fois à exécuter heureusement cette manœuvre ; M. Bryant l'a fait également. Une autre fois, j'ai amené de cette façon à l'extérieur une masse polypoïde qui s'est trouvée être un calcul complètement enkysté ; car, lorsque j'ai incisé cette masse, le calcul s'est énucléé.

Chez l'homme, quelquefois la tumeur vient faire saillie à travers la plaie, comme M. Davies Colley et M. Morris ont pu le voir : cette tumeur semblait avoir été poussée au dehors par des efforts d'expulsion naturelle de la vessie le lendemain de l'opération, celle-ci n'ayant rien enlevé la veille ; l'ablation fut ainsi pratiquée dans d'excellentes conditions, et le malade guérit parfaitement.

Cependant, si les tumeurs présentent une forme plus complexe, lorsque, par exemple, elles sont constituées par plusieurs lobes implantés sur une large base (Voy. les Diagrammes nos 4, 7, 13 et 16 du Tableau), on peut encore employer le forceps pour leur ablation, mais en répétant plusieurs fois les manœuvres usitées pour une tumeur unique. Si la base est très large et la tumeur peu proémi- nente, comme dans les Diagrammes nos 5, 12, 17, 18 et 19 du Tableau, il est certain qu'on n'arrivera à l'extirpation par aucun procédé, ni par la voie périnéale, ni par la voie sus- pubienne. Une base large implique nécessairement une intime continuité de tissus entre la paroi vésicale et les éléments morbides ; aussi l'ablation me semble-t-elle or- dinairement impossible. La résection des parties les plus saillantes de la tumeur, si elle est praticable, peut être tentée, mais simplement dans le but de retarder son évo- lution, et non dans l'espoir d'arriver à une guérison radi- cale[1].

1. Le 20 décembre 1882, j'ai eu l'honneur d'assister à l'opération que pratiqua M. P. Bazy, en présence de nos maîtres, le professeur F. Guyon et Ch. Monod. C'était la première intervention chirurgicale de ce genre qu'on entreprenait en France, après avoir exactement précisé le diag- nostic et tracé d'avance le plan opératoire. Il s'agissait d'un homme, por- teur d'un assez volumineux épithélioma, lequel était très largement im- planté sur le côté gauche de la vessie. L'ablation ne pouvait forcément qu'être incomplète : M. Bazy enleva tout ce qu'il put. Et je dois dire que, dans ce cas particulier, les manœuvres opératoires (serre-nœuds et grat- tages avec l'ongle) furent singulièrement et manifestement facilitées par l'ouverture sus-pubienne. Il est certain que, chez ce malade, on n'aurait pu par le périnée, même au prix d'une taille véritable, arriver à un ré- sultat aussi complètement satisfaisant. Dans ce cas de M. Bazy, la résec- tion partielle de la tumeur, que d'avance on savait seule possible, ne visait pas une cure radicale, mais seulement un soulagement et une sur-

Il est possible d'attaquer et de détruire des portions de tumeur, soit par l'ablation que je viens de décrire, soit par le grattage, soit enfin en déterminant le sphacèle et la mortification de la masse[1]. On s'est demandé si, dans certains cas, il n'était pas indiqué de recourir à l'application de divers agents chimiques de nature astringente : leur réelle efficacité me semble un peu douteuse. Sans doute, une solution de perchlorure de fer aide à arrêter l'hémorragie, presque toujours assez abondante pendant les quelques heures qui suivent l'ablation d'une tumeur largement implantée ; mais en outre elle peut contribuer, dans une certaine mesure, à détruire la portion qui reste, lorsque le forceps a fini son œuvre. Dans ce but, j'ai imaginé une seringue de verre étroite et courbée, contenant une petite éponge imbibée de cette solution ; l'éponge, pressée par le piston, laisse écouler, à travers les fins pertuis dont l'extrémité de l'instrument est perforée, trente à soixante gouttes de la solution astringente, et cela au point précis où l'on désire appliquer l'agent médicamenteux.

Il y a un fait important à noter, particulièrement lorsqu'il s'agit de masses morbides peu proéminentes : c'est l'effet d'une vigoureuse préssion pratiquée à la région suspubienne par un aide. Celle-ci, en effet, peut modifier à la fois et la situation réelle de la tumeur, et l'estimation vraie

---

vie : ces deux buts ont été atteints, puisque le malade n'a succombé que six mois après l'opération. (Voy. *Annales des maladies des organes génito-urinaires*, 1882, pages 621 et 661). (R. J.)

1. C'est peùt-être ainsi que les choses se passèrent dans le cas de Covillard, auquel sir. Henry Thompson faisait allusion plus haut (page 43). Voici en effet dans quels termes s'exprime l'auteur lui-même de l'opération, quand il rapporte qu'il ouvrit à bon escient par la taille périnéale la vessie d'un homme atteint d'une tumeur polypoïde du volume d'une noix : « Je la mouchai, dit-il, avec les tenettes, ce qui réussit ; de sorte qu'en moins de huit à dix jours, ladite tumeur termina par suppuration. » (R. J.)

de son volume et de sa forme, et enfin la manière dont elle se présente au doigt de l'opérateur, engagé en ce moment dans la vessie qu'il explore. Si cette pression est trop énergique, la paroi vésicale antéro-supérieure est refoulée dans l'intérieur de la cavité; de cette façon, la tumeur semble offrir une surface plus large que celle qu'elle possède, et elle paraît beaucoup plus saillante qu'elle ne l'est en réalité. Un opérateur inexpérimenté ou non prévenu des effets de cette vigoureuse pression sus-pubienne serait peut-être conduit à saisir avec son forceps toute la masse qui se présente ainsi sous l'influence de la pression, en pensant qu'il a affaire à une volumineuse tumeur. On risquerait par là même de produire un traumatisme fatal, en écrasant un pli de la paroi vésicale et en déterminant par conséquent une plaie du péritoine. Pour éviter une semblable catastrophe, vous vous refuserez à toute tentative de destruction, lorsqu'il n'est pas clairement prouvé que la tumeur est suffisamment proéminente pour comporter une ablation complète ou presque complète; ensuite, ne vous servez jamais du forceps pendant qu'une pression exagérée est pratiquée à la région sus-pubienne; et enfin, ne laissez jamais dépasser à cette pression les limites simplement nécessaires pour fixer et maintenir la vessie et les parties voisines.

Résultats. — Avant de terminer, il nous reste encore à examiner les résultats obtenus par l'opération périnéale appliquée aux tumeurs de la vessie.

Parmi mes vingt cas, deux ont trait à des femmes. L'une d'elles a succombé en trois jours à une anurie complète : l'autopsie a démontré qu'elle avait des lésions avancées des deux reins (dont l'un contenait un volumineux calcul) et en outre que l'opération n'avait produit aucun traumatisme extra-vésical. L'autre jouit actuellement d'une excellente santé et ses douleurs ont entièrement disparu; de loin en loin cependant, elle remarque quelques gouttes de sang dans son urine, mais seulement après un exercice plus violent que de coutume : l'opération date de deux ans passés.

Sur les dix-huit hommes que j'ai opérés, cinq sont morts dans un espace de trois semaines ; trois autres ont survécu plusieurs mois, et parmi ceux-ci deux ont succombé à une généralisation néoplasique. Les dix autres sont vivants. L'un d'eux, auquel j'avais enlevé une tumeur dans l'automne de 1882, a été de nouveau opéré au mois de février dernier, et cette fois je lui ai pratiqué l'ablation d'une tumeur beaucoup plus volumineuse que la première : il a d'ailleurs encore parfaitement guéri. Dans quatre cas, l'opération n'a pas été entreprise en vue de l'ablation totale, qui était reconnue manifestement impossible, mais en vue d'une résection aussi étendue que le permettait la prudence ; tous ces malades ont guéri et sont maintenant beaucoup mieux portants qu'avant l'intervention. De mes quatre derniers malades, l'un n'a eu aucune apparence de récidive depuis quatre ans. Le deuxième a eu de nouveau quelques légers symptômes quinze mois après l'opération ; cependant, il gagne sa vie par un travail manuel et il est âgé de soixante-quatre ans. Le troisième, qui comme le précédent était presque mourant par suite de ses pertes de sang lorsque je l'ai opéré, a été considérablement soulagé et mène aujourd'hui une vie assez active ; dernièrement néanmoins il a eu quelque disposition à avoir un peu de sang dans son urine après l'exercice ; l'opération date d'un an environ. Le quatrième a éprouvé aussi un énorme soulagement et a pu reprendre des habitudes très actives, auxquelles auparavant il était absolument impropre. Les autres ont été trop récemment

opérés pour qu'on puisse en déduire des conclusions va-
lables. De plus amples détails sur chacun de ces cas sont
rapportés dans le Tableau qui termine cette leçon.

Pour chacun de ces malades, porteur d'une tumeur
vésicale, dans l'ordre naturel des choses, un seul résultat
était possible. Sans intervention chirurgicale, leur mort
était inévitable, et cette terminaison fatale impliquait nécessairement une prolongation de leurs souffrances.

Tout ce que la chirurgie a pu obtenir en vue de sauver
la vie à quelques-uns de ces malades est évidemment un
réel bénéfice. Je suis donc satisfait de ce qui a été accompli dans ces vingt premiers cas ; j'aurais naturellement
désiré un succès plus complet ; néanmoins, j'ai tout lieu
d'espérer qu'il s'accroîtra dans les vingt prochains cas.
J'ai en effet acquis maintenant une certaine somme d'expérience dont j'essayerai, autant que possible, de faire
profiter les autres.

Vous pouvez certainement avoir l'espoir de sauver la
vie dans quelques cas, ainsi que je vous l'ai montré tout à
l'heure ; en outre, vous procurerez souvent une survie
considérable : c'est là un fait démontré par un certain
nombre de cas, dus soit à moi-même, soit à d'autres chirurgiens [1].

1. Outre le cas de M. Bazy, rapporté dans une note précédente
(pages 85 et 86), et où l'opéré bénéficia d'une survie de six mois, alors
qu'au moment de l'intervention chirurgicale il était épuisé par les douleurs
et les hémorragies dues à son épithélioma vésical, nous pouvons citer
plusieurs cas du professeur F. Guyon, dans lesquels le résultat palliatif
fut aussi remarquable. Trois malades, atteints de tumeur épithélioma-
teuse de la vessie, subirent une résection aussi complète que possible de
leur néoplasme, deux hommes après la cystotomie sus-pubienne, une
femme après la dilatation urétrale. Ces opérés succombèrent ultérieurement à une récidive de la tumeur ; mais, immédiatement après l'opération et pendant plusieurs mois, ils furent débarrassés de leurs douleurs atroces et de leurs hématuries persistantes. (Voy. *Annales des maladies des organes génito-urinaires*, 1884, pages 141 et 458.) (R. J.)

Il est encore un dernier résultat qui ne doit pas être oublié. Certes, la valeur des progrès accomplis dans les moyens de sauver ou de prolonger la vie de quelques malades est incalculable ; mais, en outre, je me félicite d'avoir eu l'occasion, en opérant sur un champ d'études d'une étendue inconnue jusqu'alors, de rechercher avec soin les caractères physiques extérieurs et les éléments histologiques des tumeurs vésicales. Cette recherche a été méthodiquement poursuivie, et, avec l'aide de précieux collaborateurs, j'ai pu vous en exposer les résultats dans cette leçon. J'ai essayé également de vous présenter un plan de classification de ces tumeurs. Ainsi ma contribution personnelle, quoique modeste, aura peut-être accru la somme de vos connaissances sur cet important sujet.

———

Je publie ci-dessous cinq de mes observations, qui méritent plus que les autres d'être exposées dans tous leurs développements : chacune d'elles en effet se rapporte à un type particulier de tumeurs, dont les antécédents cliniques, la marche et les symptômes sont relatés. De plus, j'indique avec des détails suffisants quel a été le traitement ultérieurement suivi et ce qu'il est advenu du malade par la suite. Le numéro de chacune de ces cinq observations correspond à celui qui désigne les vingt cas résumés dans le Tableau qu'on trouvera plus loin.

OBSERVATION 1. — T. H., âgé de 29 ans. — *Fibro-Papillôme ou tumeur du type de transition (?).*

1880. 26 juillet. — Je vois le malade pour la première fois et j'apprends qu'il a rendu, il y a huit ans, un petit gravier de la grosseur d'un pois. Pendant cinq ans, il n'éprouva ni ne remarqua rien de particulier, quand, il y a environ trois ans, les mictions devinrent plus fréquentes et il commença à ressentir de la douleur au bout de la verge; en même temps, l'urine contenait parfois du sang, surtout après l'exercice.

En présence de ces symptômes, j'explore sa vessie avec la sonde et je trouve un petit calcul dont je le débarrasse facilement par la lithotritie le 5 août. Ce calcul était composé d'oxalate de chaux.

Cette opération ne procura au malade que peu de soulagement, car sa vessie ne se vidait pas complètement d'elle-même. Aussi se servait-il chaque jour d'une sonde en gomme et celle-ci, à deux reprises différentes, donna la sensation d'un corps étranger qu'une exploration consécutive avec le lithotriteur ne fit pas découvrir. Un tel résultat était assez étrange et quelque peu embarrassant. Néanmoins le malade, se trouvant mieux, reprit ses occupations et parfois, au milieu de périodes de calme, il observa divers symptômes qui allèrent en augmentant graduellement.

Le 5 octobre, j'explore de nouveau sa vessie avec le lithotriteur et j'extrais une certaine quantité de dépôts phosphatiques. Puis, je saisis quelque chose que je prends d'abord pour un petit calcul et que je broie en partie. Mais bientôt ce corps me semble sans aucun doute adhérer à la paroi vésicale et me donne la sensation d'un fragment de pierre partiellement enchatonnée qui, par conséquent, échappait à mon action.

1880. 6 octobre. — Je pratique l'exploration de la vessie, après incision médiane de l'urètre, en présence du Dr Seegen (de Carlsbad) et du Dr Paggi (de Florence), et de M. Ceeley (d'Aylesbury). Après avoir introduit mon doigt dans la vessie, en opérant une pression à la région suspubienne, je constate de suite la présence d'une tumeur ayant à peu près la grosseur d'une noisette et ayant évidemment pris naissance sur la paroi postérieure ou le fond de la vessie, vers la gauche du malade; elle est complètement adhérente et encroûtée de matière phosphatique. C'était cette enveloppe de sable que j'avais saisie avec le lithotriteur, en dénudant ainsi la tumeur. Prenant alors un petit forceps, je pince fortement la masse que je tords sans difficulté; un ou deux petits morceaux sont ensuite extraits; en somme, la tumeur semble avoir été enlevée en totalité et l'hémorragie est insignifiante. Tout se passe bien; le malade guérit rapidement et retrouve bientôt une excellente santé sans aucune récidive des symptômes antérieurs depuis cette opération qui date aujourd'hui de quatre ans environ. Il se portait parfaitement bien en juin 1884.

M. Stanley Boyd, autrefois chargé de recueillir les observations chirurgicales à « University College Hospital », a examiné un morceau de la tumeur dont je viens de parler, et voici la note qu'il m'a remise : « Un petit morceau, détaché de la surface de la tumeur, m'est confié pour être examiné. Il est profondément encroûté de phosphates et, sous cette couche, la surface est finement granuleuse. A la coupe, la tumeur est ferme et de consistance uniforme, et sa structure macroscopique permet de soupçonner sa nature fibreuse.

« Au microscope, elle est constituée par des faisceaux de tissu fibreux, dirigé en général perpendiculairement à la surface. De petits groupes de cellules sont disséminés assez abondamment par places, particulièrement vers la surface libre, mais sans affecter aucune régularité dans leur distribution.

« Il peut donc être permis de regarder cette tumeur comme un « fibro-« papillome. »

OBSERVATION 2. — Mme F., âgée de 30 ans. *Fibro-papillome.*

1882. 5 mai. — Je la vois pour la première fois avec le Dr Philson (de Cheltenham) et j'apprends qu'en 1877 elle commença à observer du sang dans son urine, mais les mictions n'étaient aucunement douloureuses.

En juin 1879, cystite intense qui devient chronique.

Pendant les années 1880 et 1881, la fréquence des mictions augmente, mais sans poussées intenses; de temps en temps l'urine est sanglante.

En février 1882, le sang augmente, et dans le mois de mars la cystite, s'aggravant, contraint la malade à garder la chambre depuis cette époque.

9 mai 1882. — Je dilate l'urètre après éthérisation préalable, et je trouve une tumeur (dont le diagramme est reproduit dans le tableau qu'on trouvera plus loin), située au centre de la paroi postérieure de la vessie, en arrière et au-dessus du trigone; je l'enlève en trois morceaux considérables avec le forceps. Écoulement de sang assez abondant tout d'abord, et qui continue pendant un jour. Une sonde est placée à demeure et maintenue pendant quarante-huit heures. L'opérée guérit rapidement et nous quitte, pouvant rester cinq heures sans uriner, à la fin de la troisième semaine.

La tumeur a été examinée par M. Stanley Boyd, ainsi qu'on le verra plus loin.

Février 1883. — Il y a eu un peu de sang dans l'urine tout dernièrement, et sur sa demande la malade vient me voir avec le Dr Philson. Je trouve près du col de la vessie une tumeur grosse comme une cerise que j'enlève à l'aide d'un forceps courbé latéralement. Lors de la première opération, je n'avais qu'un forceps-tenette de la forme habituellement employée pour la taille, et je ne pouvais pas agir sur une tumeur ainsi placée, et c'est seulement à propos d'un cas récent que j'ai été obligé de faire fabriquer ce nouveau forceps. L'opérée s'en retourne au bout de peu de temps en très bonne santé.

1884. 17 avril. — J'ai appris que les mictions n'étaient ni fréquentes, ni douloureuses, mais que, de loin en loin après l'exercice, l'urine contenait parfois quelques gouttes de sang.

M. Stanley Boyd a examiné la tumeur enlevée, et voici ce qu'il dit : « La tumeur se compose : 1° de trois masses principales, de forme régulièrement sphérique, ayant environ un demi-pouce ou trois quarts de pouce de diamètre, avec un pédicule mince et étroit; 2° de deux ou trois petites masses sessiles de même apparence. Au microscope, on distingue des éléments consistant presque entièrement en une ou deux traînées de vaisseaux à parois minces, mais de gros calibre : quelques-uns sont infiltrés d'une grande quantité de cellules arrondies. Ils sont recouverts d'une épaisse couche d'épithélium dont les cellules sont cylindriques, très longues et minces ; cet épithélium se détache d'ailleurs avec la plus grande facilité. La masse de la tumeur est composée de fibres de tissu conjonctif jeunes et déliées, contenant par places des agglomérations de cellules arrondies. Il n'existe aucun élément glandulaire. Dans le corps de la tumeur, les vaisseaux sont nombreux, de large calibre et pourvus d'une paroi épaisse ; dans les éléments de la périphérie, comme il a été dit plus haut, ces vaisseaux sont également larges, mais à parois minces. Ils n'ont pas de fibres musculaires dans leurs parois. La surface de la tumeur entre les éléments sus-décrits est revêtue d'un épithélium semblable à celui des villosités. A la base d'une des petites masses accessoires, on trouve quelques faisceaux de fibres musculaires lisses de la vessie ; mais ce tissu n'entre pas dans la composition de la tumeur.

OBSERVATION 7. — W. W., âgé de 63 ans. — *Papillôme frangé.*

1883. 24 janvier. — Je le vois pour la première fois. Il est batelier sur la Tamise. A eu sa première hématurie il y a sept ans environ ; elle fut très abondante, et les caillots déterminèrent une rétention d'urine. Plusieurs hématuries, à intervalles assez longs, pendant cinq ou six ans.

Depuis l'année dernière, le sang est plus abondant et, le mois dernier, il a existé presque continuellement dans l'urine. Pendant tout ce temps, cet homme a continué de manœuvrer l'aviron ; quand il reste en repos, le sang diminue ; néanmoins la miction est un peu douloureuse ; celle-ci se répète toutes les deux ou trois heures, la nuit comme le jour. L'urine est quelquefois tout à fait claire au commencement du jet et devient rouge foncé à la fin.

Ce malade est très faible et évidemment anémié par ses pertes de sang.

Quand je le vois, il expulse avec l'urine un petit débris que le microscope démontre être un fragment très caractéristique de papillôme frangé. Je décide le malade à se laisser opérer.

8 février. — Le Dr Georges Johnson et d'autres confrères assistaient à l'opération. Je trouve une tumeur proéminente et à base assez large ; elle est implantée sur la face postérieure de la vessie, un peu à droite. J'enlève la portion saillante, laissant une petite parcelle adhérente au point d'implantation. Un tube est introduit et laissé à demeure pendant cinq jours.

20 février. — Toute l'urine s'écoule par la plaie ; il y a d'ordinaire un peu de sang dans l'urine, que semblent faire disparaître quelques faibles injections quotidiennes de perchlorure de fer.

2 mars. — Il essaye de se lever. L'urine contient un peu de sang et passe en grande partie par l'urètre.

12 mars. — Pas de sang depuis une semaine. Le malade peut garder

son urine pendant trois heures. Il fait une promenade d'une heure chaque jour. Toute l'urine passé par l'urètre.

3 avril. — L'opéré est plus vigoureux qu'il ne l'était depuis plusieurs mois : il retourne à son travail.

1er novembre. — Il a travaillé tout l'été et l'automne, et de loin en loin il a remarqué un peu de sang dans l'urine quand il avait fait des efforts violents.

1884. 16 avril. — Je le fais venir. Il a toujours continué son travail : les mictions ne sont ni fatigantes, ni douloureuses; parfois l'urine est légèrement teintée d'un peu de sang.

Le Dr Gibbes a examiné cette tumeur et voici ce qu'il en dit : « La tumeur est constituée par un grand nombre de filaments très déliés; chacun d'eux se compose d'une tige centrale de laquelle partent des rameaux secondaires. Ceux-ci sont formés au centre de tissu conjonctif très fin, infiltré de petites cellules arrondies et sont tapissées par une couche stratifiée d'épithélium cylindrique qui ressemble à celui de la vessie. La couche sous-jacente à cet épithélium contient des noyaux. Un gros vaisseau sanguin pénètre dans la base de chaque villosité et se ramifie comme celle-ci, jusqu'à ce qu'il se résolve en un réseau capillaire qui rampe dans la couche sous-épithéliale. Par places, on voit que ces capillaires ont été rompus à la périphérie. En somme, l'ensemble de la tumeur est très vasculaire: Plusieurs cellules épithéliales cylindriques sont distendues par du mucus. Dans quelques endroits, il existe une couche profonde d'épithélium cylindrique, semblable à celui qui revêt la surface de la tumeur.

OBSERVATION 10. — J. S., âgé de 53 ans. — *Fibro-sarcome* ou *tumeur de transition (?).*

1881. 24 août. — Je le vois pour la première fois. Il mène habituellement une vie très active et habite le pays de Galles. Il m'est adressé par le Dr Maguire d'Holyhead. Depuis six mois, mictions fréquentes, un peu douloureuses avant et après; de temps en temps, un peu de sang dans l'urine. Celle-ci paraît normale; on n'y découvre aucun dépôt de matière organique; au microscope quelques globules sanguins.

1882. 8 mai. — Il vient me voir. Les symptômes ont un peu empiré. Je le sonde, mais sans rien trouver qui vaille la peine d'être noté; prostate assez grosse; un peu plus de sang dans l'urine.

Août. — La douleur augmente légèrement; quelques gouttes de sang vermeil apparaissent à la fin de la miction.

Novembre. — Aggravation de la douleur; il reste rarement trois jours sans voir un peu de sang rouge : l'appétit est bon; il fait des promenades de plus de 4 kilomètres et il n'a pas remarqué que cet exercice amenât quelque changement notable dans son état. Rien de particulier dans l'urine.

1883. 2 mars. — Depuis deux mois l'urine a été chaque jour chargée de sang, et les mictions se répètent toutes les heures, jour et nuit, avec douleur locale très marquée; pas de douleurs dans les jambes ni dans le dos.

3 mars. — Exploration digitale en présence de M. Coward et d'autres assistants. Je trouve une énorme masse remplissant plus de la moitié de la vessie et beaucoup plus dure que les tumeurs qu'on rencontre habituellement en cette région. Je suis forcé de me servir d'un forceps à mors coupants, avec lequel j'enlève une portion considérable de la tumeur, morceau par morceau, et avec grand soin, en explorant de nouveau avec le doigt après chaque morceau enlevé. Hémorragie assez abondante pendant vingt-quatre heures.

5 mars. — Le sang diminue. Grande faiblesse; ventre sensible.

6 mars. — L'urine passe librement par le tube; suintement sanguinolent.

7 mars. — Mort vers midi.

8 mars. — L'autopsie montre qu'une portion de la tumeur au point d'implantation n'avait pas été enlevée; elle est de consistance dure et semble se continuer avec la paroi vésicale. Les deux reins sont petits et décolorés : le rein droit est manifestement atteint de pyélite.

M. Shattock a examiné très soigneusement la vessie dans le but de déterminer les connexions de la tumeur avec cet organe, et voici ce qu'il dit : « Une coupe verticale passant par le milieu de la tumeur et comprenant la paroi vésicale démontre que le néoplasme était complètement solide, blanc, de consistance dure et manifestement constitué par un stroma alvéolaire contenant des éléments définis. La tumeur ne pénètre en aucun point dans l'épaisseur de la paroi de la vessie; la couche musculaire longitudinale de celle-ci est facilement suivie sans aucune interruption au-dessous du point d'implantation, quoiqu'on ne puisse retrouver la couche de fibres musculaires transverses. Ceci est dû apparemment à un simple déplacement des fibres bien plutôt qu'à une substitution réelle des éléments morbides de la tumeur à la couche transversale du muscle vésical.

« La face adhérente de la tumeur est nettement limitée, convexe, d'aspect mamelonné ou lobulé; le tissu morbide ne s'étend pas latéralement, sa face profonde étant sa partie la plus étroite. La paroi de la vessie sous la tumeur forme, dans la cavité vésicale, un pli d'un demi-pouce environ, résultant sans aucun doute du tiraillement forcé exercé par la tumeur sur la partie correspondante de la paroi; le tissu cellulo-adipeux sous-jacent est très lâche et ne présente aucune induration ni aucune trace cicatricielle.

« Une coupe histologique montre dans la trame alvéolaire de tissu conjonctif de larges mailles remplies de cellules épithéliales polymorphes, les unes de forme allongée, cylindrique, piriforme; quelques-unes bifides et à grand axe dirigé perpendiculairement à la paroi de l'espace qui les renferme.

« En présence de tous ces faits réunis, il est évident que la tumeur est de nature maligne. »

OBSERVATION 12. — C. C. S., âgé de 56 ans. — *Tumeur de transition.*

1883. 11 janvier — Je le vois pour la première fois. Habitudes sédentaires. Depuis environ un an et demi, les mictions ont été parfois extrêmement douloureuses et suivies d'une irritation plus ou moins intense.

Il y a trois mois à peu près, il vit pour la première fois du sang dans son urine, après une longue marche; et celui-ci a reparu très fréquemment depuis lors.

Actuellement, les mictions sont très fréquentes, douloureuses et souvent sanglantes. Je le sonde et je ne trouve rien : la vessie se vide complètement d'elle-même. Le toucher rectal ne révèle rien de particulier; dans l'urine, on ne trouve pas trace de débris de tumeur.

Il retourne à la campagne, porteur du traitement que je lui avais conseillé; mais les symptômes deviennent plus graves et le malade revient me voir.

3 avril. — Je le sonde et je l'examine après éthérisation préalable; je ne découvre rien; cependant, en tournant la sonde, j'ai la sensation de quelque chose de mou. J'essaye des injections faibles de perchlorure de fer. Il rend quelques petites concrétions phosphatiques une ou deux semaines plus tard. Aucune amélioration ne se produisant, je me décide à pratiquer l'exploration digitale.

4 mai. — Le Dr S..., frère du malade, et d'autres confrères encore, assistent à l'opération. Je trouve une volumineuse tumeur sessile occupant le côté droit de la vessie; il me semble manifestement impossible de songer à enlever cette tumeur à cause de sa connexion évidente avec la paroi vésicale. J'enlève deux des portions les plus saillantes de la masse, la diminuant ainsi considérablement de volume, et j'installe un tube à demeure.

Je le laisse deux jours, jusqu'à ce que l'hémorragie ait cessé. La plaie étant cicatrisée, le malade, se trouvant bien, retourne à la campagne le 24 mai.

1884. 10 mai. — Il revient me voir : les mictions sont très fréquentes, douloureuses et un peu sanguinolentes : ces troubles sont dus en partie à quelques dépôts phosphatiques que j'enlève à l'aide du lithotriteur et de l'aspirateur après éthérisation. Il peut repartir très soulagé, mais souffrant encore de temps en temps, le 20 mai.

Le Dr Gibbes a examiné la tumeur, et voici le résultat de son examen : « Cette tumeur paraît être une hypertrophie de la couche sousmuqueuse de la vessie. La couche musculaire a une apparence normale, mais la substance profonde est composée de faisceaux denses de tissu fibreux, sans direction régulière, et qui semblent avoir été macérés ou bouillis, comme s'ils étaient le siège d'un œdème considérable. A mesure qu'il se rapproche de l'épithélium, ce tissu fibreux devient plus fin et immédiatement sous l'épithélium il prend un aspect réticulé, exactement semblable à la couche granuleuse qui tapisse les plaies en voie de cicatrisation. L'épithélium de la surface ressemble à celui de la muqueuse vésicale normale en tous ses points. Les vaisseaux sanguins ont, dans la

profondeur, des parois très épaisses et sont entourés par places de cellules arrondies. Les capillaires serpentent immédiatement à la surface;
ils n'offrent généralement pas de ramifications, et quelques-uns sont
rompus en plusieurs endroits. Un certain nombre de ceux-ci sont aussi
rompus dans la profondeur des tissus, où l'on voit des traces d'extrava-
sation sanguine. Enfin, on rencontre des groupes de cellules arrondies et
de nombreuses cellules larges de forme irrégulière, ressemblant en certains points à du tissu lymphoïde, et formant des masses rondes ou
ovales.

« D'après la portion de tumeur soumise à l'examen histologique, on
ne peut pas dire qu'il s'agit d'une production papillomateuse ou villeuse. »

TABLEAU RÉSUMANT VINGT OPÉRATIONS PRATIQUÉES PAR L'AUTEUR DANS DES CAS DE TUMEUR VÉSICALE (DIX-HUIT CHEZ L'HOMME ET DEUX CHEZ LA FEMME), AVEC LEURS RÉSULTATS JUSQU'A UNE DATE RÉCENTE.

Date de l'opération	N°	Nom	Age	Durée des symptômes	Premier symptôme observé	Résultat de l'examen de l'urine	Complication du calcul	Nature de la tumeur	Opération et résultats	Diagramme de la tumeur (Forme et siège)
1880 6 nov.	1	T. R.	29	3 ans 1/2.	Sang dans l'urine.	L'urine n'a pas été examinée au microscope, car on ne soupçonnait pas la présence d'une tumeur; l'opération était pratiquée dans l'hypothèse d'un calcul enchatonné.	Petit calcul d'oxalate et de phosphate de chaux, qui est broyé.	Fibro-papillôme.	Excroissance polypoïde unique, enlevée à sa base à l'aide du forceps. Le Dr Paggi, de Florence, et le Dr Seegen, de Carlsbad, ainsi que M. Ceeley, d'Aylesbury, assistaient à l'opération. Guérison rapide. Au printemps de 1884, l'opéré était vivant et bien portant.	
1882 9 mai.	2	Mme F.	30	6 ans.	Id.	Id.	Pas.	Fibro-papillôme avec prolongements en forme de massues, pas de papilles minces ressemblant à des villosités. (M. S. Boyd.)	Tumeurs polypoïdes; enlevées avec le forceps. Guérison rapide. J'avais vu cette malade avec le Dr Philson, de Cheltenham. — En février 1883, je lui fais encore l'ablation d'une petite tumeur qu'il m'avait été impossible de saisir lors de la première opération : je n'avais pas à ce moment de forceps agissant latéralement. Guérison en quelques jours — Le 17 avril 1884, j'apprends qu'elle se porte bien; pas de fréquence, ni de douleur des mictions; quelquefois, après l'exercice, l'urine est légèrement teintée de sang.	
3 nov.	3	B. G.	45	1 an.	Fréquence des mictions; sang dans l'urine beaucoup plus tard.	Cellules de prolifération très volumineuses et de formes variées.	Pas.	Peut-être intermédiaire entre le papillôme et le sarcome. Rentrant probablement dans le groupe appelé plus haut « de transition ». (M. S. Boyd.)	Tumeur très volumineuse; ablation presque complète avec le forceps. Hémorragie abondante. Mort peu de jours après l'opération; il y avait eu probablement quelque perforation de la vessie au niveau de la base de la tumeur.	

TABLEAU DE VINGT CAS D'OPÉRATION DE TUMEURS   *VÉSICALES, PRATIQUÉE PAR SIR HENRY THOMPSON*

Date de l'opération.	N°.	Nom.	Age.	Durée des symptômes.	Premier symptôme observé.	Résultat de l'examen de l'urine.	Complication de calcul.	Nature de la tumeur.	Opération et résultats.	Diagramme de la tumeur. (Forme et siège).
1882. 20 nov.	4	Dʳ M.	52	3 ans,	Sang dans l'u-rine.	Débris constitués par des cellules fusiformes.	Pas.	A la base de la tumeur, on trouve des fibres musculaires lisses qui ne se continuent pas dans l'intérieur des prolongements filiformes. Ceux-ci sont très nombreux et forment des villosités allongées. En somme, tissu normal de la vessie, avec papilles frangées. (Dʳ H. Gibbes.)	Tumeur à base large, implantée sur la paroi latérale de la vessie. Le malade, vu avec le Dʳ Georges Johnson, ne rendit pas de sang pendant six mois environ après l'opération. A cette époque, à la suite d'une promenade de 7 milles, il eut une petite hématurie qui se renouvela souvent. En juin 1883, exploration et ablation, suivies de soulagement. Le 10 février 1884, nouvelle exploration et ablation d'une portion beaucoup plus considérable que la première fois; les hématuries étaient vraiment inquiétantes depuis deux mois. Convalescence très lente à cause de la faiblesse extrême qui existait avant la dernière opération.	
1883 17 janv.	5	E. K. G.	67	6 ans.	Id.	Id.	Petit calcul d'acide urique qui est broyé.	Papillôme, structure ressemblant à celle d'une verrue molle. (M. Shattock.)	Tumeur sessile, enlevée en partie seulement. Le malade retourne au Cap, Récidive probable de la tumeur. J'ai appris sa mort par la suite.	
30 janv.	6	T. F.	67	3 ans.	Id.	Nombreuses fibres et cellules fusiformes.	Pas.	Epithelioma (Dʳ H. Gibbes.)	Tumeur étalée et sessile; j'en enlève ce que je puis. Signes de récidive au printemps et mort pendant l'été.	

TABLEAU DE VINGT CAS D'OPÉRATION DE TUMEURS VÉSICALES, PRATIQUÉE PAR SIR HENRY THOMPSON

Date de l'opération.	N°.	Nom.	Âge.	Durée des symptômes.	Premier symptôme observé.	Résultat de l'examen de l'urine.	Complication de calcul.	Nature de la tumeur.	Opération et résultats.	Diagramme de la tumeur. (Forme et siège).
1883 8 février.	7	W. W.	63	7 ans.	Sang dans l'urine.	Prolongements villeux bien nets.	Pas.	Papillôme frangé, très vasculaire. (Dr H. Gibbes.)	Tumeur à base assez large; ablation complète. Ce malade, vu avec le Dr Georges Johnson, était si affaibli par ses hémorragies prolongées, que j'hésitais presque à l'opérer. Il était encore vivant et bien portant au printemps de l'année 1884 : il travaillait comme batelier sur la Tamise.	
21 févr.	8	J. M.	64	1 an.	Id.	Aucun débris caractéristique n'a jamais été rencontré dans l'urine.	Pas.	Tissu normal de la vessie; très nombreuses papilles frangées (villosités); rien dans la structure n'indique la nature maligne de la tumeur (Dr H Gibbes.)	Tumeur large et sessile, enlevée presque entièrement. Mort deux mois après, avec généralisation néoplasique à la cuisse. — Vu avec le Dr Harvey, de Bayswater.	
27 févr.	9	Mme O'R.	65	7 ans.	Id.	Volumineuses cellules fusiformes.	Gros calcul dans le rein gauche; les deux reins sont malades; pyélite.	Papillôme. (Mr Eve.)	Tumeur volumineuse enlevée entièrement, mais sans la base qui est très large. Mort trois jours après l'opération avec des phénomènes d'anurie... Cette malade avait été vue avec le Dr Thurland, de Wellington square, qui pratiqua l'autopsie. Lésions très avancées des deux reins; un volumineux calcul dans le rein gauche.	

TABLEAU DE VINGT CAS D'OPÉRATION DE TUMEURS VÉSICALES, PRATIQUÉE PAR SIR HENRY THOMPSON

Date de l'opération	N°.	Nom.	Âge.	Durée des symptômes.	Premier symptôme observé.	Résultat de l'examen de l'urine.	Complication de calcul.	Nature de la tumeur.	Opération et résultats.	Diagramme de la tumeur. (Forme et siège).
1883 3 mars.	10	J. S.	53	2 ans 1/2.	Mictions fréquentes et douloureuses. Sang plus récemment.	Pas de débris caractéristique.	Pas.	Tissus semblables à ceux qui constituent la paroi vésicale, papilles frangées. (M. Shattock.)	Tumeur grosse et dure; ablation soulement partielle, parce que les éléments de la tumeur pénètrent dans les tuniques vésicales. Mort peu de jours après l'opération. Ce malade m'avait été envoyé par le Dr Maguire, d'Holyhead.	
30 mars.	11	W. D.	65	1 an.	Sang dernièrement.	Nombreuses fibres et cellules allongées.	Pas.	Tissus semblables à ceux de la paroi vésicale, et quelques excroissances papilliformes en petite quantité à la périphérie. (Dr H. Gibbes.) Fibro - papillôme.	Tumeur sessile et de consistance ferme; ablation des portions les plus saillantes. Mort d'épuisement quatorze jours après l'opération. Vu avec M. T. W. Mason, de Regent's Park.	
4 mai.	12	C. C. S.	56	2 ans.	Douleur d'abord; sang ensuite.	Rien trouvé.	Pas.	Exemple de tumeur appelée « de transition ». Sa structure ressemble à une hypertrophie de la couche sous-muqueuse de la vessie; groupes de cellules arrondies, en différents points, rappelant le tissu lymphoïde. Ce n'est certainement pas un papillôme. (Dr H. Gibbes).	Tumeur assez dure, sessile; absolument inséparable de la paroi vésicale; ablation des portions les plus saillantes seulement. Guérison et diminution temporaire des symptômes, très probablement à cause du drainage de la vessie. Le 10 mai 1884, ce malade vient me voir; je lui enlève par les lavages quelques petites concrétions phosphatiques, ce qui le soulage beaucoup. La tumeur n'a pas considérablement augmenté; de temps en temps, un peu de sang dans l'urine; en somme, les symptômes ne se sont pas aggravés.	

TABLEAU DE VINGT CAS D'OPÉRATION DE TUMEURS VÉSICALES PRATIQUÉE PAR SIR HENRY THOMPSON

Date de l'opération	No.	Nom.	Âge	Durée des symptômes.	Premier symptôme observé.	Résultat de l'examen de l'urine.	Complication du calcul.	Nature de la tumeur.	Opération et résultats.	Diagramme de la tumeur. (Forme et siège).
1883 9 mai.	13	T. Q.	52	4 ans.	Mictions fréquentes et douloureuses. Sang dans l'urine depuis deux ans environ.	Il est sorti avec l'urine une petite masse charnue et dure, du volume d'un gros pois; examinée par le D* H. Gibbes, elle paraît être un fragment de tumeur composée des éléments normaux de la vessie.	Pas.	Fibres musculaires lisses, avec de nombreux tubes et cryptes que tapisse un épithélium cylindrique. Nature probablement maligne. (D* H. Gibbes.)	Tumeur molle enlevée au niveau de sa base. Hémorragie abondante jusqu'au surlendemain. L'opéré est pris de fièvre, ne peut s'alimenter et succombe le douzième jour. — M. W. Adams, de Regent's Park, assistait à l'opération.	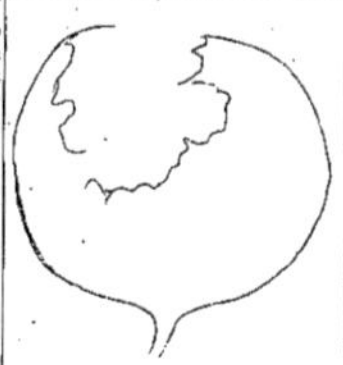
27 juin.	14	A. G. S. C.	57	»	Mictions fréquentes; bientôt après une attaque d'hématurie.	On ne trouve dans l'urine aucune cellule d'apparence douteuse.	Pas.	Fibres musculaires lisses; cellules petites et nombreuses entremêlées; beaucoup de papilles frangées. (D* H. Gibbes.)	Tumeur sessile, pénétrant dans les parois vésicales, et susceptible seulement d'une ablation partielle. Guérison rapide. Le D* Weir (de New-York) assistait à l'opération. — Pendant deux mois, le malade ne voit plus de sang dans son urine. Mais, au mois d'avril 1884, les mictions étaient fréquentes, douloureuses et sanglantes; évidemment, la tumeur augmentait.	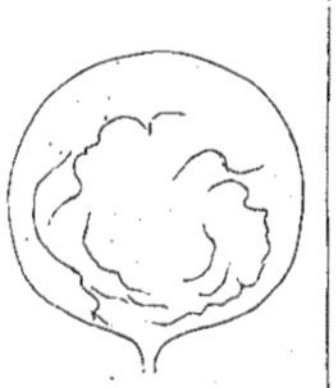
7 juillet.	15	J. H. B.	40	3 ans.	Hématuries au début et qui maintenant se renouvellent chaque jour et très abondantes; jamais les mictions n'ont été très fréquentes.	L'examen de l'urine ne fournit aucun renseignement.	Pas.	Le corps de la tumeur est constitué par les éléments normaux de la paroi vésicale; çà et là, infiltrations de petites cellules arrondies. Nombreux prolongements frangés ou « villeux » de tous côtés.	Tumeur polypoïde assez volumineuse, enlevée entièrement en une seule fois. Guérison rapide. L'opération eut lieu avec l'aide du D* Bell, de Rochester, et en présence du professeur Holmer, de Copenhague. Le malade était tellement épuisé par ses hémorragies persistantes que j'hésitais beaucoup à l'opérer. — Il m'a écrit le 20 avril 1884 qu'il menait une existence très active, et que 'de loin en loin, après un exercice un peu violent, il apercevait dans son urine quelques gouttes de sang, comme trois ou quatre ans auparavant. Sa santé, dit-il, est excellente.	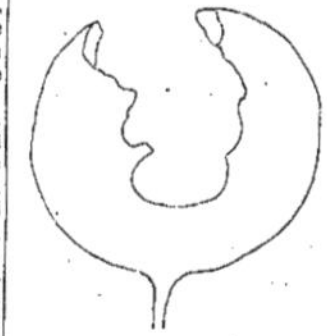

TABLEAU DE VINGT CAS D'OPÉRATION DE TUMEURS VÉSICALES, PRATIQUÉE PAR SIR HENRY THOMPSON

Date de l'opération.	N°.	Nom.	Age.	Durée des symptômes.	Premier symptôme observé.	Résultat de l'examen de l'urine.	Complication de calcul.	Nature de la tumeur.	Opération et résultats.	Diagramme de la tumeur (Forme et siège).
1883 16 novem.	16	T. S.	42	8 ans.	Attaques d'hématuries et, depuis quelque temps seulement, fréquence des mictions.	Dans l'urine, débris de tissus, composés de cellules fusiformes et de fibres contenant des noyaux.	Pas.	Structure normale de la vessie, mais tapissée de papilles frangées; des groupes de petites cellules existent par place dans la substance des papilles. (Dr H. Gibbes.)	Tumeur ressemblant à un chou-fleur, à base large; excepté celle-ci, tout est enlevé. Guérison rapide. Ce malade avait été vu avec M. Woodcock, de Knutsford, qui assistait à l'opération. Le 10 mai 1884, il est venu me voir : il exerce la profession assez active d'intendant à la campagne, et parfois, après un exercice plus violent que de coutume, il a une petite hématurie. Pendant les quelques jours qu'il a passés à Londres et où il a été très occupé, il n'a pas vu de sang dans son urine : les mictions ne sont ni fréquentes, ni douloureuses.	
1884 5 février.	17	D. de B.	50	4 ans environ.	Fréquence et douleur des mictions, d'une façon intermittente; hématuries très légères.	Par les lavages, on obtient quelques fragments de substance, dont la structure est manifestement villeuse.	Pas.	Structure normale de la vessie avec de nombreuses papilles très volumineuses, desquelles naissent des prolongements frangés en grande abondance; quelques leucocytes. (Dr H. Gibbes.)	Tumeur assez dure, à très large base, implantée sur la face postérieure de la vessie. J'enlève seulement les portions les plus saillantes, et il ne me semble pas qu'une incision sus-pubienne me permettrait l'ablation de la tumeur tout entière. Le 3 juin 1884, les symptômes sont insignifiants; aucune douleur; des promenades de trois milles ne rendent pas les urines sanglantes.	
12 mars.	18	W. G.	63	»	Sang dans l'urine de temps en temps il y a huit à dix ans, mais très souvent depuis quatre ans. Les mictions ne sont devenues fréquentes que recemment.	Par les lavages, fragments de substance, contenant de nombreuses cellules, volumineuses, fusiformes et à noyaux.	Pas.	Structure normale de la vessie en général; pas de longues papilles ou villosités, mais papilles larges, recouvertes d'un épithélium stratifié. (Dr H. Gibbes.) Fibro-papillôme.	Masse sessile, à base large, de consistance ferme, pénétrant dans les parois de la vessie; il serait donc inutile de songer à l'opération sus-pubienne. J'enlève seulement deux ou trois portions saillantes. L'opéré s'affaiblit graduellement et meurt au bout de trois semaines environ. Il avait été vu avec le Dr Georges Johnson, qui assistait à l'opération.	

Date de l'opération.	N°.	Nom.	Age.	Durée des symptômes.	Premier symptôme observé.	Résultat de l'examen de l'urine.	Complication de calcul.	Nature de la tumeur	Opération et résultats.	Diagramme de la tumeur. (Forme et siège).
1884 4 avril.	19	F. J. O.	58	9 mois.	Hématuries graves depuis le début.	On ne trouve rien dans l'urine.	Pas.	Structure normale de la vessie en général ; groupes de petites cellules arrondies ; quelques-unes paraissent de nature inflammatoire. Papilles peu allongées. En somme, cette tumeur ressemble à celles des cas n°s 12, 14 et 16, et appartient au « type de transition ». (D' H. Gibbes.)	Tumeur sessile, large et dure, présentant quelques traces de lobulation : il est impossible de la détacher de la paroi vésicale. J'en enlève un petit fragment pour le soumettre à l'examen histologique. La plaie opératoire se cicatrise très vite. — Ce malade a été vu avec le D' Dove, de Pinner.	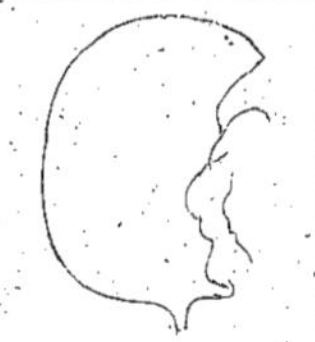
30 mai	20	R. S. R.	63	15 mois.	Des hématuries, après l'exercice, ont été le premier symptôme.	Fragments extraits de la vessie à l'aide de l'aspirateur alors que par les simples lavages on n'avait rien trouvé dans les dépôts urinaires.	Pas.	Structure normale de la vessie, avec revêtement d'épithélium cylindrique et sous celui-ci, cellules rondes semblables à celles du « tissu lymphoïde ». Pas de certitude absolue. (D' H. Gibbes.)	Tumeur assez dure et multilobulée. Elle est enlevée presque au ras de la paroi vésicale. Le D' Shippen, de New-York, et le D' Charamis, de Paris, assistaient à l'opération. La guérison semble devoir être très rapide (7 juin 1884).	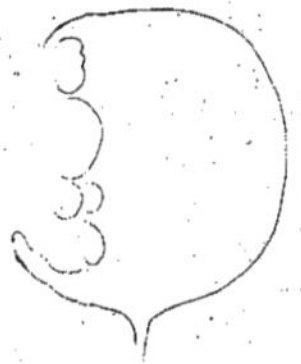

LEÇON V

Messieurs,

J'ai choisi aujourd'hui comme sujet de ma leçon les troubles fonctionnels de la vessie et leurs conséquences, parce que, à mon avis, on n'accorde pas généralement en pratique à cette question une attention proportionnée à son importance. Vous pensez bien, je n'en doute pas, que si je formule une telle proposition, c'est que je l'appuie sur des considérations suffisantes. Les rapports, que j'ai eus depuis de nombreuses années avec des confrères m'appelant en consultation, m'ont clairement démontré que, parmi tous les cas soumis à l'examen du médecin, les troubles fonctionnels de la vessie constituent une des conditions morbides à laquelle on songe le moins souvent en pathologie urinaire.

Il n'est pas rare, vous le savez tous, de diagnostiquer l'existence d'un rétrécissement de l'urètre, méconnu auparavant, qui déterminait des souffrances et des troubles durant depuis longtemps parfois et traités sans résultat, parce qu'on en ignorait la cause. De même, on peut dé-couvrir un calcul dont, jusqu'alors, on ne soupçonnait pas la présence et qui était l'origine latente de différents symptômes chroniques; mais, en comparaison de l'affec-tion dont je veux vous entretenir aujourd'hui, les pierres vésicales sont relativement rares. Il est encore beaucoup plus fréquent de rencontrer du sucre dans l'urine, alors que, malgré divers traitements, on ne s'était pas aperçu de ce fait et qu'on n'y avait même pas songé. Mais com-bien de fois ai-je pu constater qu'un ensemble de troubles urinaires prolongés et progressifs, dont l'explication sem-blait jusque-là impossible, était dû exclusivement à un fonctionnement défectueux de la vessie, quelle qu'en fut la cause. Si l'on arrive à rétablir ces fonctions au moins en partie par un moyen ou par un autre, les principaux symptômes cessent et, par suite, les dangers qui menacent le malade sont écartés.

Ce que je dis en ce moment de l'attention insuffisante qu'on apporte en général à ces troubles fonctionnels de la vessie s'applique, je crois, également aux praticiens des autres pays. Je fus en effet grandement surpris en recevant un jour un malade étranger, souffrant depuis longtemps d'un *catarrhe rebelle de la vessie* (c'est ainsi qu'on avait appelé devant lui son affection), d'apprendre quelle quantité de traitements il avait subis, sans qu'on se fût aperçu que sa vessie était incapable de se vider com-plètement d'elle-même. Et cependant les traitements sui-vis n'auraient pas dû manquer de révéler ce fait signifi-catif, puisqu'on lui avait lavé la vessie pendant des mois avec différents agents thérapeutiques, au moins une ou deux fois par semaine. En même temps, le madade avait été soumis aux préparations balsamiques et térébenthinées ; il avait été envoyé à Contrexéville, et même à Vichy ; il avait pris des bains chez lui, il avait usé largement des dissolvants et suivi un régime rigoureusement sévère ; et finalement on lui avait fait des applications locales d'électricité. On avait méconnu ce simple fait qu'il ne vidait jamais sa vessie, laquelle gardait toujours 150 à 180 grammes d'urine, bien qu'à chaque miction il en rendît une grande quantité. Il est à peine possible de s'imaginer comment un tel fait avait pu passer inaperçu puisque des injections locales avaient constitué une partie du traitement. Dans cette circonstance, il est certain que le médecin traitant ou bien n'avait pas saisi suffisamment l'importance de cette évacuation incomplète, ou bien, s'il l'avait reconnue, il suivait une thérapeutique incapable d'agir sur elle.

Il est bien entendu que les troubles dont je vais vous entrenir ne rentrent pas nécessairement dans cette grande catégorie de cas où la prostate hypertrophiée est un obstacle mécanique au fonctionnement parfait de la vessie ; alors les faits sont généralement évidents, mais pas toujours cependant. Sans doute l'augmentation de volume de la prostate explique en partie le défaut d'action de la vessie la plupart du temps, mais il s'en faut de beaucoup qu'il en soit toujours ainsi. Bien souvent, en effet, ces troubles fonctionnels ont des causes dans lesquelles les affections prostatiques n'entrent pour aucune part.

Mais avant d'aller plus loin, voyons quel est le rôle physiologique de la vessie, considérée comme réservoir de l'urine.

La première fonction de la vessie est de conserver une quantité considérable d'urine sans occasionner aucune gêne pour l'individu, et sans qu'il ait conscience, pour ainsi dire, de cette accumulation ; et la principale propriété mécanique de cet organe à l'état sain est la notable extensibilité de ses parois.

La seconde fonction de la vessie est de se vider d'elle-même facilement et complètement, suivant la volonté de l'individu : pour cela, les parois du réservoir doivent posséder à la fois l'élasticité, qui est une propriété mécanique, et la contractilité qui est regardée comme une propriété *vitale*. D'une manière générale, cette dernière est dévolue aux fibres musculaires lisses, qui constituent en grande partie les parois vésicales, tandis que les tissus conjonctif et élastique, intimement associés, et entrant dans la structure des tuniques muqueuses et sous-muqueuses, possèdent l'élasticité. La muqueuse, tapissée de son épithélium, est disposée en une quantité innombrable de petits plis qui s'étalent à mesure que la cavité vésicale s'accroît lentement et graduellement, pour former un réceptacle à l'urine, déversée par les uretères. Et ces plis fournissent alors une surface vraiment considérable, car vous savez que la vessie peut se distendre énormément sans déterminer aucune déchirure de ses tuniques. Ces détails ont été très complètement étudiés par le Dr Heneage Gibbes à l'aide de coupes histologiques pratiquées immédiatement après la mort, sur la vessie d'un singe, car cette condition nécessaire était impossible à remplir sur un cadavre d'homme.

Lorsque la vessie est saine, ses tissus cèdent ainsi progressivement, comme je viens de vous le dire, pendant quelques heures à mesure que l'urine s'accumule et sans que celle-ci manifeste sa présence par aucune sensation. Chez l'adulte, cette quantité de liquide varie de 450 à 600 grammes, avec une petite différence suivant les individus. Puis, lorsqu'un certain degré de distension est atteint, les parois vésicales commencent à se contracter et le besoin

d'uriner se produit : s'il est satisfait de suite, la miction
s'opère largement, aidée plus ou moins efficacement selon
les circonstances par divers muscles volontaires du tronc,
le diaphragme par exemple. Par suite, toute l'urine accu-
mulée auparavant dans la vessie s'écoule et le canal excré-
teur se vide également ; de sorte qu'une sonde introduite
immédiatement après ne donnerait pas issue à une seule
goutte d'urine. Si le premier besoin d'uriner est réprimé,
il en résulte une gêne très légère, qui même disparaît
bientôt pour une heure ou deux, avant de reparaître.
Un nouveau délai est accordé ainsi à la vessie pour lui
permettre de se distendre davantage, lorsque les circonstances réclament une plus longue rétention que de coutume ; durant cette période, aucune gêne ne se produit,
mais à la fin, quoi qu'il en soit, le besoin de soulagement
devient tout à fait impérieux. La vessie, lorsqu'elle s'est
vidée, ne présente plus une cavité, bien que l'on soit convenu d'employer ce terme pour éviter une circonlocution.
Chaque portion des parois s'accole et s'adapte à celle qui
lui correspond, et cela si exactement que (comme il est
facile de s'en assurer en sondant immédiatement après la
miction) l'instrument trouve à peine une goutte ou deux
d'urine, amenées par le fonctionnement incessant des
uretères. Il est inutile de vous dire que l'air ne pénètre
jamais dans le réservoir vésical, même par la sonde, à
moins qu'on ne pratique une injection forcée. La vessie
vide représente donc simplement une petite masse composée en partie d'éléments contractiles, les fibres musculaires, et en partie de tissus non contractiles : ces derniers
se ramassent sur eux-mêmes grâce à une disposition de
plis très fins et imbriqués, ne laissant entre eux aucun
espace vide pouvant recevoir le nom de cavité.

Il est clair que différentes conditions morbides sont

capables d'altérer ces deux grandes fonctions de la vessie, à savoir : la *distension*, par laquelle elle conserve une certaine quantité d'urine, et la *contraction*, qui expulse la totalité de cette urine. Un grand nombre de maladies viennent, en effet, modifier et entraver un mécanisme aussi délicat.

M'en rapportant aux opinions généralement admises aujourd'hui, je crois pouvoir classer en trois catégories les différentes façons dont peut être atteinte la vessie dans sa fonction de retenir l'urine. Ces trois classes sont les suivantes :

1re *classe*. — Augmentation de volume de la prostate, obstruant plus ou moins l'urètre à son entrée dans la vessie et produisant ainsi un *obstacle mécanique* que le pouvoir expulsif du muscle vésical et des autres muscles auxiliaires est incapable de surmonter.

2e *classe*. — Abolition de l'influence nerveuse sur le muscle vésical, constituant la *paralysie*.

3e *classe*. — *Atonie* des éléments constitutifs de la vessie, affaiblissant leur action : ce terme, de signification équivoque, sert ordinairement à englober toutes les autres formes d' « *incompétence vésicale* », qui ne sont pas comprises dans les deux classes précédentes.

Nous allons d'abord étudier assez brièvement aujourd'hui les deux premières classes ; mais je me réserve de m'étendre ensuite un peu plus longuement sur la troisième.

La première classe, constituée par les hypertrophies et les saillies prostatiques, est connue de tous les chirurgiens qui savent combien est fréquent le fâcheux retentissement de cette altération sur les fonctions vésicales. Cependant on ignore ou l'on oublie trop souvent que, dans ces conditions, la rétention d'urine est presque de règle. En outre, autrefois on considérait l'hypertrophie de la prostate comme l'apanage *habituel* de la vieillesse, tandis qu'au contraire elle est en réalité tout à fait exceptionnelle. Le premier, j'ose le dire, j'ai établi une statistique numérique, s'appuyant sur des recherches très étendues, et déterminant l'époque d'apparition de cette hypertrophie, par rapport à l'âge du sujet, d'une part, et son degré de fréquence relative d'autre part. J'ai disséqué moi-même quatre-vingt-quatorze prostates, et mon ami le Dr Messer a continué mes recherches en étudiant à son tour cent prostates au Royal Naval Hospital de Greenwich. Voici les résultats de ces cent-quatre-vingt-quatorze dissections :

1° Aucune hypertrophie prostatique n'a jamais été rencontrée avant l'âge de cinquante-cinq ans.

2° Après cet âge, la proportion d'individus présentant, non des symptômes, mais des traces anatomiques de cette affection, était de un sur trois.

3° Un seulement sur quinze à vingt sujets avait présenté, durant la vie, quelque symptôme manifeste de cette augmentation de volume [1].

En regard de la prostate hypertrophiée, cause de rétention d'urine que la vessie est impuissante à vaincre, il est un fait très important en pratique sur lequel je désire appeler votre attention. Un homme âgé, souffrant depuis un certain temps de fréquence inaccoutumée des mictions, consulte son médecin qui, par un traitement, s'efforce tout d'abord de relever l'état général ; il y arrive d'ordinaire sans parvenir à diminuer notablement les troubles locaux dont se plaint le malade. Peut-être, par la suite, songera-t-il à l'hypertrophie ; mais, le toucher rectal ne

---

1. *Royal Medico-Chirurgical Trans.* London, vol. XL, p. 77, 1857. — Voy. *Traité pratique des Maladies des voies urinaires*, par sir Henry Thompson. Trad. française. (J.-B. Baillière et fils, 1881,) page 586.

lui révélant aucune trace de cette affection, il en conclut naturellement que celle-ci n'existe pas.

Et cependant il est possible que les symptômes présentés par le malade soient sous la dépendance d'un accroissement de la prostate, oblitérant le col vésical. Il est hors de doute qu'une très légère saillie en ce point rende souvent le malade absolument incapable de vider sa vessie. Tandis qu'une hypertrophie considérable ne modifie parfois que plus ou moins les fonctions vésicales, une très faible augmentation du volume prostatique suffit souvent pour les arrêter totalement. Je ne connais aucun moyen de constater pendant la vie l'existence d'une petite saillie de la prostate : on ne peut que la regarder comme très probable en s'appuyant sur des faits qui autorisent à la soupçonner. Quoi qu'on ait pu dire à cet égard, ni la sonde, ni le cathéter, ni aucun autre mode d'exploration ne permettent, à mon avis, au chirurgien, si expérimenté qu'il soit, d'affirmer avec certitude la présence de cette infiniment petite hypertrophie dont je vous parle en ce moment. Elle siège ordinairement dans cette portion de la glande qui est intermédiaire aux deux lobes latéraux dans ce qu'on a appelé le « *lobe moyen* », terme que l'anatomie normale ne connaît pas, puisqu'il n'existe que pathologiquement. Dans mes dissections, j'ai trouvé ce lobe moyen, associé à des signes presque imperceptibles d'hypertrophie au début dans la structure de la prostate, mais il peut être la cause unique d'une rétention complète de l'urine, qui dure toute la vie. Un tel résultat, je le répète, est plus souvent dû à une excroissance à peine saillante du point que je vous ai indiqué qu'à une amplitude totale de la glande.

Donc, je suppose que vous vous trouviez en présence d'un homme approchant de la soixantaine, chez lequel

vous avez découvert une rétention habituelle de quelques
onces d'urine. Le toucher rectal convenablement pratiqué
ne vous a permis d'apprécier aucune augmentation de
volume de la prostate. Rien, ni dans les antécédents, ni
dans l'état actuel du malade ne vous laisse soupçonner
qu'il est ou a été atteint d'une variété quelconque de paralysie ou qu'il souffre d'une simple atonie vésicale, consécutive à quelques causes connues de surdistension.
Alors vous pouvez presque à coup sûr diagnostiquer une
petite hypertrophie partielle de la prostate au niveau du
col de la vessie. Cet état morbide est un de ceux qui présentent le plus vif intérêt, non seulement pour le savant
qui collectionne des spécimens variés pour en former des
classifications pathologiques, mais encore, et surtout,
pour le praticien qui cherche à rétablir une fonction perdue, et c'est là, il me semble, un fait d'une extrême importance.

Vous savez tous sans doute que dans le siècle actuel,
sinon auparavant, des opérations ont été imaginées, principalement par des chirurgiens français, dans le but de
sectionner des hypertrophies prostatiques au niveau du
col vésical, à l'aide d'instruments coupants introduits par
l'urètre. Ces opérations, il est vrai, n'ont pas obtenu
grand succès, bien que leurs partisans aient répété qu'ils
avaient eu des résultats excellents par certains procédés.
Peut-être devrait-on ajouter foi à de telles assertions, si
leurs auteurs avaient pu montrer des malades qui, inca-
pabl'ables depuis des années d'uriner sans le secours d'une
sonde, avaient retrouvé une miction naturelle après l'opération : cette preuve, qui pour eux aurait dû être facile à
fournir, eût été évidemment concluante. Malheureusement, ils ont négligé de la donner : et cela, parce qu'ils
n'ont pratiqué leur opération que sur des individus atteints

de rétention, due à quelque cause temporaire, quoique chronique. Ces chirurgiens proclamaient ensuite les résultats ainsi obtenus comme des exemples du succès auquel on peut arriver en sectionnant des prostates hypertrophiées ! En outre, l'âge des opérés sur lesquels on a fait tant de bruit à ce sujet suffit en quelque sorte pour annihiler de telles prétentions, puisque la plupart du temps ces malades étaient vraiment trop jeunes pour qu'on pût leur supposer une hypertrophie prostatique.

Je n'abuserai pas inutilement de vos instants en prolongeant outre mesure la discussion de ce sujet ; il y a longtemps que je suis éclairé sur la valeur des louanges qu'on a prodiguées à une telle opération. Mais, ayant eu de nouveau l'occasion tout récemment d'en étudier les derniers procédés dans un des pays étrangers, où l'on prône le plus cette pratique, je veux vous signaler ici le résultat de mes observations.

Avant tout, il ne faut pas oublier que toute incision pratiquée sur une prostate très volumineuse, dans le but d'ouvrir d'une manière permanente un libre passage à l'urine, peut être regardée comme extrêmement dangereuse.

D'ailleurs, n'allez pas croire qu'une section ou une résection, dans un cas ordinaire d'hypertrophie prostatique ait quelque chance de rétablir la fonction perdue chez un malade incapable d'uriner seul. Que l'obstacle soit considérable ou qu'il existe seulement une de ces petites saillies dont je vous parlais tout à l'heure, du moment que la rétention persiste depuis plusieurs années, aucune opération, même si elle réussit à supprimer l'obstacle, ne parviendra à rendre à la vessie sa puissance naturelle et à dispenser l'opéré de l'usage habituel du cathétérisme.

Peut-être serait-il permis d'espérer, quand l'hypertrophie est très circonscrite et très peu prononcée, qu'à une époque très rapprochée du début de l'affection une section des tissus serait capable de détruire l'obstacle et, par suite, de rétablir les fonctions vésicales soit en partie, soit en totalité.

Je dois dire, cependant, que mon ami le professeur Bottini, le distingué et bien connu professeur de chirurgie de Pavie, auquel j'ai récemment rendu visite, préconise énergiquement la section de la prostate dans le cas de rétention chronique due à l'hypertrophie de cette glande[1]; néanmoins sur ce point notre manière de voir est presque, sinon complètement, identique. Car il n'incise habituellement la prostate que lorsqu'elle est très peu développée, non pas toutefois avec le bistouri, mais au moyen de la galvano-caustique, considérant cette dernière comme un agent plus sûr et plus efficace que les instruments tranchants employés autrefois dans ce but par lui-même et par d'autres chirurgiens.

Dans ces conditions restreintes, je ne refuse pas d'admettre la légitimité de l'opération; mais les circonstances ci-dessus spécifiées ne se rencontrent pas souvent et, en comparaison de celles qui caractérisent les cas ordinairement soumis à notre examen, elles sont même très exceptionnelles. La pratique du professeur Bottini diffère considérablement de ces méthodes qui ont été autrefois préconisées comme applicables à tous les cas d'hypertrophie sans distinction aucune; ces méthodes, je dois le dire, ont été reproduites bien à la légère dans différents manuels par des auteurs qui sans doute n'avaient jamais eux-mêmes incisé une prostate, ou qui n'avaient pas étu-

---

1. Voy. *Nouveau Dictionnaire de Médecine et de Chirurgie pratiques* publié sous la direction de Jaccoud. Vol. XXIX, pages 761 et suiv., art. Prostate.

dié les résultats de cette opération, donnés par ceux qui l'avaient pratiquée.

Il n'est pas difficile pour une main exercée d'inciser le col de la vessie avec un instrument qui se termine par un court bec, formant presque un angle droit; c'est d'ailleurs la disposition imaginée et employée pour ces incisions par Mercier, dont les exciseurs[1] étaient seulement un peu plus rectangulaires que la sonde dont on se sert aujourd'hui pour la recherche des calculs. L'instrument de Bottini contient un fort fil métallique, par lequel passe le courant galvanique. Lorsqu'il est dans la cavité vésicale, le bec est tourné en bas, en arrière de la prostate; le contact étant établi, le courant passe, et le fil métallique est attiré vers l'opérateur, à travers l'obstacle, sur le bord inférieur du col vésical. En outre, l'instrument est renfermé dans un petit tube ou fourreau, dans lequel circule un courant d'eau qui refroidit la périphérie, de façon à empêcher toute brûlure de l'urètre.

Maintenant, en raison de l'incertitude qui peut exister au sujet de l'état exact du col vésical dans quelques cas, il me semble plus facile d'arriver à un diagnostic précis à l'aide d'une petite incision périnéale de l'urètre, suffisante pour permettre avant l'opération l'exploration digitale; par cette incision on peut d'ailleurs ensuite sectionner plus aisément la prostate, si on le juge nécessaire[1].

---

1. Voy. sir Henry Thompson, *Traité pratique des maladies des voies urinaires*. J.-B. Baillière, 1881; pages 713 et 773.

1. Dernièrement, M. Eug. Bœckel, après d'autres chirurgiens, Sédillot notamment, proposait d'intervenir dans ces cas, non par la boutonnière périnéale, mais par la cystotomie sus-pubienne. Le chirurgien de Strasbourg arrive ainsi facilement 1º à pratiquer le cathétérisme rétrograde; 2º à drainer et à laisser reposer la vessie surmenée des prostatiques; 3º à faire l'ablation ou la résection des tumeurs de la prostate. Consult. à cet égard la *Gazette médicale de Strasbourg* du 1er août

Cette pratique que j'ai souvent suivie et avec les résultats que je vous ai indiqués dans ma deuxième Leçon, constituera, je crois, à l'avenir, la méthode la plus capable d'améliorer de tels cas, et devra être préférée à la section faite par l'instrument tranchant ou le fil métallique rougi. Je vous ai démontré précédemment qu'une incision urétrale par le périnée est, pour ainsi dire, exempte de tout danger [1]; de plus, elle donne le moyen de se renseigner très exactement sur l'organe que l'on croit avoir besoin d'être sectionné; enfin seule elle permet de s'assurer avec certitude de la nécessité d'une opération, et de la nature de l'opération nécessaire dans le cas particulier. Le malade n° 41, dans les observations que j'ai reproduites à la fin de la Leçon II [2], offre un exemple frappant de ce que j'avance en ce moment. Chez lui, j'ai incisé le col de la vessie à cause de sa contracture extrême; c'était le seul signe anormal que je sois parvenu à découvrir; or, chez cet homme, l'amélioration a été aussi marquée que durable. Mais ce n'était pas là un cas d'hypertrophie prostatique, car ce malade n'avait pas atteint l'âge où celle-ci se manifeste.

Je vous ai tout à l'heure simplement signalé ce fait, à savoir que, pour justifier l'excision d'une saillie prostatique, non seulement cette dernière ne doit pas être très volumineuse, mais encore l'obstruction ne doit pas exister depuis un temps considérable. Supposons la vessie complètement incapable d'expulser l'urine depuis un an où deux, et le malade obligé durant cette période de recourir

1884, et les *Annales des maladies des organes génito-urinaires* d'avril et d'octobre 1884. (R. J.)

1. Voy. pages 17 et suiv., et en outre la note placée au bas de la page 78. (R. J.)

2. Voy. page 40.

constamment à la sonde : il faut bien admettre que l'incision de l'obstacle, si parfaite qu'elle soit, ne parviendra
pas très probablement à rétablir la miction naturelle.
Quand le muscle vésical a depuis longtemps cessé d'agir,
l'atonie survient, et finalement la fonction est détruite : la
petite saillie prostatique n'est plus, comme auparavant,
la seule et unique cause de l'impuissance vésicale. La
vessie a perdu sa contractilité, voilà ce qui domine la situation ; l'obstacle à l'issue de l'urine ne vient plus qu'en
seconde ligne. Il se passe alors un fait à peu près analogue
à celui qu'on observe chez ces malades habitués depuis
des années à faire fonctionner leur intestin à l'aide d'un
lavement quotidien et qui sans lui sont incapables d'avoir
une selle naturelle. Le rectum reste toujours le réceptacle
de matières fécales, mais il a perdu l'habitude et la puissance de rejeter son contenu : semblable est la condition de
la vessie lorsque depuis très longtemps on l'a accoutumée
à ne se vider que par la sonde. Toutes ces circonstances
doivent être pesées lorsqu'on discute la question de l'opération en pareil cas ; sinon on s'expose par la suite à des
mécomptes qu'on aurait pu prévoir dans une certaine mesure, et contre lesquels on aurait pu aussi se garantir.

Quant à la deuxième classe de faits, c'est-à-dire ceux
dans lesquels les troubles ou la perte des fonctions vésicales sont manifestement dus à une blessure ou à une maladie des centres nerveux, je ne vous en entretiendrai que
très brièvement ici. Je ne veux pas les discuter devant
vous, et, si je vous en parle, c'est simplement pour vous
les rappeler, et non pour en considérer, en déterminer
et en analyser les conséquences. Vous avez tous vu des
exemples de ces faits qui surviennent à la suite de bles-
sures de la moelle épinière ou d'affections avancées et

confirmées de cet organe. Une très grande attention est néanmoins nécessaire pour mettre en évidence certains troubles légers de l'innervation qui entravent les fonctions vésicales et qui sont habituellement associées à quelques autres signes locaux indiquant une lésion chronique en un point quelconque du système nerveux.

Il est aussi quelques variétés rares de troubles fonctionnels observés parfois, qui, sans la présence de tels autres signes, ne paraissent explicables que par l'hypothèse d'un arrêt de l'influence nerveuse. Ainsi un homme d'un âge moyen, ou même moins avancé, raconte que, depuis un certain temps, il ne parvient à uriner qu'au prix d'efforts graduellement croissants ; autrefois il n'éprouvait pas ces difficultés et il ne se souvient pas de l'époque à laquelle elles ont commencé. Le jet d'urine est devenu ordinairement petit ; parfois la fréquence des mictions a augmenté, comme d'autres fois c'est le contraire, et le besoin d'uriner ne se fait pas sentir ; généralement il n'existe aucune douleur ; l'urine est normale en apparence et à l'analyse. De plus le jet ne cesse pas brusquement et franchement, comme à l'état sain ; car, après une courte attente et un léger effort, l'urine s'écoule encore et la miction se prolonge ainsi plus ou moins longtemps avant que le malade sente qu'il a fini d'uriner, et parfois même il n'éprouve pas cette sensation. Sa sensibilité locale est diminuée : c'est à peine s'il a conscience du passage de l'urine dans le canal, contrairement à ce qu'on observe chez les rétrécis. L'exploration par la sonde démontre que l'urètre a conservé ses dimensions et ne fait constater aucun agrandissement ni aucune autre modification physique de la vessie, de la prostate et du rectum. Ce n'est pas là un cas de surdistension, bien que la sonde trouve ordinairement deux ou trois onces d'urine restée dans la

vessie après un effort prolongé pour la vider complètement. On ne parvient à découvrir aucun autre signe d'une
lésion du système nerveux. Un tel malade devra désormais
employer la sonde pour arrêter les progrès de son impuissance vésicale et pour éviter les conséquences locales
de sa rétention. Il pourra, par la suite, recouvrer ou non
une certaine contractilité de la vessie ; en tous cas, l'amélioration est le plus souvent très lente.

Cet état constitue parfois le début d'une affection très
grave. Il peut être, en effet, le premier signe du *tabes
dorsalis*, qui se manifeste tout d'abord, dans quelques
circonstances exceptionnelles, par l'impuissance vésicale ;
néanmoins celle-ci clôt ordinairement la succession de
symptômes, qui se déroule dans l'évolution tabétique et
apparaît longtemps après que la marche et la vision ont
été atteintes. Comme le Dr Buzzard l'a noté, l'absence du
réflexe tendineux de la rotule en pareil cas permet parfois de soupçonner le tabes. Un fait récent dont j'ai été le
témoin confirme cette opinion, pour laquelle je recherche
en ce moment une série de preuves cliniques. Dans quelques rares circonstances, l'état vésical que je vous ai décrit tout à l'heure s'efface lentement et graduellement et
arrive à disparaître complètement. Dans cette dernière
alternative, ne peut-on pas supposer que les troubles
étaient dus à une de ces lésions nerveuses localisées,
comme il s'en présente parfois, et qui entravent la nutri-
tion et les fonctions des différents organes du corps pendant un temps généralement très long, et enfin qui disparaissent lentement, lorsque probablement la lésion en
question se répare ? Une plus complète observation de ces
faits est nécessaire, avant qu'il soit possible d'en établir
la pathologie exacte [1].

1. Depuis quelques années, différents travaux très intéressants ont.

A tous ces troubles fonctionnels de la vessie, peu accentués il est vrai, mais dans lesquels le défaut d'action nerveuse est suffisamment évident, la dénomination de « *paralysie de la vessie* » devrait être exclusivement réservée pour préciser l'état de l'organe affecté ; il en est de même, bien entendu, des cas dont je vous ai entretenus auparavant. C'est une erreur, souvent commise, de désigner par ce terme l'impuissance vésicale, au lieu de l'appliquer à la cause de cette dernière. Un emploi défectueux de ce mot « *paralysie* » a fréquemment donné lieu, en pratique, à des confusions regrettables.

été publiés en France sur le sujet dont parle sir Henry Thompson. Nous nous contenterons de citer les principaux, qui sont ceux de MM. :

Charcot, *Leçons sur les maladies du système nerveux* (publications du *Progrès médical*). 1878.

F. Guyon, *Leçons cliniques sur les maladies des voies urinaires.* 2ᵉ édit. J.-B. Baillière et fils, 1885 (pages 22 et suiv.).

A. Fournier, *De l'ataxie locomotrice d'origine syphilitique.* Leçons professées à l'hôpital Saint-Louis en 1882.

P. Geffrier, *Étude sur les troubles de la miction dans les maladies du système nerveux.* Th. doctorat. Paris, 1884.

Ch. Féré. *Des troubles urinaires dans les maladies du système nerveux.* (*Archives de neurologie*, nᵒ 20, 1884). (R. J.)

LEÇON VI

TROUBLES FONCTIONNELS DE LA VESSIE. (*Suite*). — Ils sont déterminés par 1° la cystite chronique, 2° la prostatite chronique, 3° la présence d'un calcul vésical, 4° la lithotritie, 5° l'introduction d'instruments trop volumineux dans l'urètre et la vessie. — Atonie vésicale vraie, c'est-à-dire existant en dehors des causes précédemment énumérées; elle est associée à l'hypertrophie prostatique. — DU CATHÉTÉRISME, employé pour combattre les troubles fonctionnels de la vessie; préventions qui existent contre lui; ses dangers, sa valeur et sa nécessité.

Messieurs,

Après avoir passé en revue dans la précédente leçon, parmi les causes des troubles fonctionnels de la vessie, l'hypertrophie prostatique sous toutes ses formes d'une part, les modifications pathologiques de l'innervation d'autre part, nous examinerons aujourd'hui les autres conditions morbides qui empêchent la vessie de se contracter suffisamment pour expulser son contenu. Quelques-unes des causes que nous allons étudier maintenant sont, je crois, moins connues que celles dont je vous ai entretenus la dernière fois ; en général, on ne leur a consacré jusqu'alors qu'une attention relative, et l'on s'est contenté de les englober sous la dénomination un peu vague d' « *Atonie vésicale* ». Ce terme, en effet, est de pure convention : il indique seulement que certains cas ne rentrent pas dans les deux principales catégories précédemment décrites, bien plutôt qu'il ne précise l'état morbide désigné par ce mot « *Atonie* ». Dans les faits qui vont suivre, je ne considérerai qu'en dernier lieu l'atonie dans son sens restreint et véritable, et j'envisagerai tout d'abord des conditions pathologiques qui se rencontrent vulgairement, et qui peuvent être considérées en même temps comme des causes réelles d'impuissance vésicale.

I. La première de ces conditions est l'*inflammation chronique de la muqueuse vésicale* et des tissus sousjacents. Or, si la muqueuse seule est enflammée, les troubles fonctionnels de la vessie sont tout autres que si l'inflammation a envahi les couches plus profondes. La cystite vulgaire, cette affection si commune, diminue considérablement, tant qu'elle dure, la capacité du réservoir vésical en altérant sa première fonction, c'est-à-dire l'extensibilité. La distension de la muqueuse enflammée détermine, en effet, une certaine douleur : le déplissement et l'écartement de la tunique interne, nécessairement produits par l'arrivée de l'urine dans la vessie, sont très pénibles : instinctivement le malade essaye de les éviter et de se soulager, en renouvelant fréquemment l'acte de la miction. Lorsque, suivant la règle, ces poussées inflammatoires disparaissent, la vessie reprend son fonctionnement dans toute son intégrité primitive ou à peu près ; mais si elles se répètent ou si elles s'établissent à demeure en passant à l'état chronique, les tissus sous-muqueux et la tunique musculaire sont à leur tour atteints. Alors, cette dernière s'hypertrophie parfois ; les parois vésicales s'épaississent et les deux fonctions d'extensibilité et de contractilité sont par là même compromises et ne s'exercent qu'imparfaitement.

C'est ce qu'on observe quelquefois lorsqu'il existe un rétrécissement de l'urètre et aussi dans certaines formes très intenses de rétention ou d'irritation vésicales ; si l'on n'intervient pas par un traitement approprié, le pronostic peut devenir extrêmement grave. Car, à la cause locale qui a déterminé primitivement la cystite chronique s'ajoute l'impossibilité de vider la vessie ; celle-ci débute d'ordinaire et progresse insidieusement, sans amener pour ainsi dire aucune aggravation dans l'état du malade. Néanmoins, peu à peu l'urine s'altère et devient muco-purulente ; il se forme des dépôts phosphatiques et ammoniaco-magnésiens ; et tous ces phénomènes dont la vessie est le siège sont dus seulement à la stagnation urinaire. Habituellement, dans ces cas comme dans ceux de rétention d'origine prostatique, l'usage de la sonde devient nécessaire, non seulement pour vider tous les jours la vessie, mais encore pour y pratiquer des lavages avec une solution astringente ou antiseptique : ce sont, d'ailleurs, des faits que vous connaissez trop bien pour que je m'y appesantisse plus longuement.

J'ai observé quelques exemples d'inflammation et d'hypertrophie affectant concurremment les parois vésicales ; les fonctions de ces dernières avaient ainsi presque entièrement disparu, et en même temps la capacité de l'organe était notablement diminuée. Par suite, à chaque miction les malades ne rendaient guère que quelques grammes d'urine et la quantité de liquide restée dans la vessie n'était pas beaucoup plus considérable ; en sorte que ces malades semblaient retirer peu de bénéfices du cathétérisme, et cependant il était tout à fait nécessaire que celui-ci fût répété trois ou quatre fois par jour. Dans ces conditions, la miction a lieu toutes les demi-heures ou, lorsqu'on emploie la sonde, toutes les heures au maximum.

J'ai rencontré un cas plus rare encore[1] : il s'agissait

1. Voy. *Observation XII* (page 35).

d'une dame ayant depuis longtemps, et sans cause connue, des mictions extrêmement fréquentes. Je pratiquai
l'exploration digitale de la vessie par l'incision urétrale
du périnée et je trouvai des adhérences entre différents
points de la membrane muqueuse : c'était sans doute le
résultat tout à fait exceptionnel d'une forme de cystite. Je
fus surpris de la quantité d'adhérences que je dus rompre
avec le doigt : je le fis, d'ailleurs, doucement et avec pré-
caution et non, je l'avoue, sans une certaine hésitation.
A la suite de cette opération, la malade arriva à garder
son urine, et la douleur des mictions, qui auparavant
était considérable, cessa complètement. Cette observation a été relatée à la fin de la Leçon II, dans laquelle je
vous ai parlé de l'exploration digitale de la vessie
(Obs. XII).

II. Il est encore une autre cause capable d'entraver
les fonctions vésicales : c'est l'*inflammation chronique de
la prostate et du col de la vessie*, qui succède parfois à la
blennorragie.

Après une uréthrite intense et prolongée, soit par
suite du manque de soins, soit par des rechutes dues à des
habitudes irrégulières, soit enfin par l'abus des instruments, l'inflammation envahit la prostate et détermine
une induration et un gonflement de cette glande, qui du-
rent plus ou moins longtemps. Cette augmentation de
volume ne peut pas rentrer dans la classe des hypertrophies ordinaires ; et cependant son influence sur les fonctions vésicales est en quelque sorte la même, car elle
empêche également la vessie de se vider complètement
d'elle-même. Bien que, dans ce cas, la quantité d'urine
retenue soit ordinairement peu considérable, les symptômes persisteront et tendront à augmenter, tant que
l'impuissance vésicale n'aura pas été diagnostiquée et

combattue par l'usage régulier du cathétérisme. C'est là une des causes les plus communes de cette affection qui se manifeste chez des individus, ayant atteint ou non l'âge moyen, par des mictions fréquentes et des dépôts muco-purulents dans l'urine ; on l'a appelée « catarrhe de la vessie », et souvent on oublie la cause que je vous signale en ce moment. La quantité d'urine restée dans la vessie après une miction naturelle est quelquefois seulement de 30 ou 60 grammes, ou même moins encore, et, par conséquent, n'attire pas l'attention. Quelque faible que soit cette quantité, le seul moyen de mettre un terme aux symptômes présentés par le malade, et, en même temps, d'empêcher des complications plus sérieuses, est le cathétérisme à l'aide d'une sonde molle, répété au moins deux ou trois fois dans les vingt-quatre heures. L'amélioration sera prompte ; mais le cathétérisme ne devra pas être abandonné avant le rétablissement complet des fonctions vésicales, et celui-ci ne tardera pas, avec un peu de temps et de patience.

III. En outre, quelquefois la vessie ne se vide pas entièrement par suite de la *présence d'un calcul*, ou même lorsque ce dernier a disparu à la suite d'une opération.

Quand un calcul détermine des mictions très douloureuses [1] (et cette douleur varie énormément suivant les cas), le malade parfois s'habitue instinctivement, et tout à fait inconsciemment, à arrêter son jet d'urine avant que la vessie se soit totalement vidée. Il agit ainsi pour éviter la douleur aiguë qui se produit quand, l'urine ayant été entièrement expulsée, le calcul arrive au contact direct de la muqueuse vésicale enflammée. L'habitude d'une

---

1. Voir l'opinion du professeur Guyon sur ce sujet dans les thèses de doctorat de ses deux élèves, le Dr M. Hache. (*Étude clinique sur les cystites*, 1884) ; et le Dr Boussavit, (*La Cystite des calculeux*, 1882.)

évacuation incomplète est alors acquise et subsiste même après la disparition du calcul, broyé par la tithotritie. Ce fait s'observe surtout si, après l'opération, la vessie reste sensible et impressionnable. Mais, quand on a eu recours à la taille, et que, par conséquent, l'urine est sortie pendant quelques jours par l'incision périnéale, la vessie a été ainsi drainée et s'est nécessairement reposée ; aussi, ses fonctions normales se rétablissent au fur et à mesure que la plaie se cicatrise et se ferme, et l'ancienne habitude disparaît. Cette question nous amène à considérer un point des plus importants, à savoir l'influence de la *lithotritie* sur les troubles fonctionnels de la vessie.

Vous savez qu'une des principales accusations lancées contre le broiement des calculs a longtemps été la suivante : Quoique l'opération ait pu être achevée avec succès, disait-on, le séjour répété et prolongé d'instruments dans la vessie engendre parfois une réelle inflammation subaiguë de cet organe, laquelle détermine une gêne plus ou moins durable de la fonction expulsive, et, par suite, une tendance rebelle aux dépôts phosphatiques. L'histoire de la lithotritie montre la valeur de cette objection, mais il est évident qu'elle a considérablement perdu de son importance à mesure que l'opération s'est perfectionnée. La cystite, plus souvent subaiguë que véritablement aiguë, développée dans quelques cas exceptionnels, semble avoir été d'autant plus grave et persistante que les applications instrumentales ont été plus nombreuses et plus longues. Cette question sera discutée plus au long dans une prochaine leçon. Si je vous en parle en ce moment, c'est pour vous montrer que fréquemment, comme j'ai pu le constater moi-même, l'introduction d'*instruments mal choisis et trop volumineux* dans l'urètre et dans la vessie est capable d'entraver les fonctions vésicales. C'est ce qui arrive aussi assez souvent dans le traitement des rétrécissements, lorsqu'on use de certains procédés vraiment exagérés ; l'urètre est alors gravement, et quelquefois pour longtemps, blessé par des instruments de dimensions inusitées, pour ne pas dire absurdes. On a même parfois employé ces instruments alors qu'il n'existait pas de rétrécissement ; par exemple, dans le cours d'une blennorragie, il est arrivé qu'on ne soupçonnait pas l'existence d'une inflammation profonde, et alors la blessure infligée à l'urètre a été totalement gratuite et inutile.

Dans ces cas malheureux, dont j'ai observé un trop grand nombre, le col de la vessie était devenu extrêmement sensible ; la prostate était enflammée et tuméfiée ; et, en outre, la fin de la miction était marquée par une douleur très aiguë, analogue à celle qui accompagne les calculs vésicaux. De toutes ces conditions douloureuses résulte habituellement la rétention d'une petite quantité d'urine, comme dans les cas de lithotritie dont je vous parlais tout à l'heure ; ce fait est dû, sans doute, en partie à l'acte instinctif auquel j'ai déjà fait allusion, et en partie à l'inflammation et au gonflement du méat interne. Mais, dans ces formes de cystites, développées par l'abus des instruments, on n'a généralement pas à craindre la production immédiate de dépôts phosphatiques ; on peut donc se dispenser de l'usage du cathétérisme pendant quelque temps, s'il est possible, et se contenter de prescrire le repos, les bains chauds et un régime général approprié, dans l'espoir que les conséquences de la lésion urètro-vésicale disparaîtront d'elles-mêmes. Si, malgré ces prescriptions, la rétention d'urine persiste, on aura recours au cathétérisme à l'aide d'une petite sonde molle, dont on ne se servira qu'avec les plus grandes précautions ;

on active ainsi la guérison complète. Il est peu de malades
qui réclament plus de soins et d'attentions et qui demandent à être traités avec plus de douceur que les malheureuses victimes de ces pratiques imprudentes et violentes.
C'est contre cette déplorable intervention, gratuitement
infligée et amenant de tels résultats, que je n'ai cessé de
protester depuis bien des années [1], m'appuyant sur différents faits de ce genre que j'ai observés depuis le début de
ma carrière. Je serais heureux de penser que les paroles
si souvent prononcées par moi contre de pareils traitements n'ont pas été tout à fait inutiles ; mais je suis forcé
de constater, en raison d'exemples absolument récents,
qu'une protestation à cet égard était encore nécessaire ;
cependant, j'ai la satisfaction d'ajouter que les procédés
si funestes rappelés plus haut n'ont pas cours dans notre
pays.

Nous allons maintenant considérer l' « *Atonie* »,
envisagée dans son sens le plus restreint, c'est-à-dire,
affectant les éléments constitutifs de la vessie. Quelquefois, il est vrai, on peut jusqu'à un certain point regarder
comme atteints d'atonie des tissus dont l'innervation est
troublée et dans lesquels se sont produits des dépôts inflammatoires interstitiels, car ils ont perdu, en partie,
l'exercice de leurs fonctions naturelles. Mais le mot
« *Atonie* », dans son sens technique, sert à désigner clairement toute impuissance vésicale se manifestant en-
dehors des influences extérieures précédemment décrites.

La question suivante se pose alors : Une semblable
impuissance peut-elle se rencontrer réellement ? et, si elle
existe, dans quelles conditions se produit-elle ?

---

1. Voy. *Traité pratique des maladies des voies urinaires*, traduction
française, pages 26 et 27.

L'atonie vraie constitue une des complications assez fréquentes des autres affections vésicales ; mais elle peut aussi se présenter seule, sans qu'il ait existé un état morbide antérieur. D'une manière générale, il est possible d'affirmer son existence quand les parois de la vessie ont perdu en même temps leur élasticité et leur contractilité, en d'autres termes les propriétés mécaniques et vitales de leurs tissus ; dans ce cas, l'innervation est restée intacte, et il n'existe pas d'obstacle mécanique à l'issue de l'urine.

La principale cause de cet état d'atonie est une surdistension de la vessie longtemps prolongée ; par conséquent, les individus de l'un et de l'autre sexe, et de tous les âges, peuvent en être atteints. Les exigences sociales ou d'autres nécessités impérieuses, aussi bien pour les hommes que pour les femmes, permettent parfois d'uriner seulement plusieurs heures après que le besoin s'est fait sentir. En outre, chez la femme, à la suite d'accouchements, il n'est pas rare d'observer des conséquences semblables. Quelle que soit la cause, quand le moment de vider sa vessie est arrivé, ou bien la miction est complètement impossible, ou bien il ne s'écoule qu'une petite quantité d'urine, et encore avec grande difficulté. Dans le premier cas, quand la rétention est complète, un seul cathétérisme est capable d'ordinaire chez un homme jeune ou d'âge moyen de rendre très rapidement à la vessie sa tonicité naturelle. Dans le second cas, quand la vessie a pu se contracter, mais avec quelque difficulté, le malade se dispense le plus souvent de recourir à une évacuation artificielle, la considérant comme inutile. Aussi, pendant que la vessie continue à être considérablement distendue durant des jours ou des semaines, le malade remarque avec satisfaction que, si ses mictions

sont devenues plus fréquentes, néanmoins la quantité
d'urine qu'il rend chaque jour semble être la même qu'auparavant ; et il ne s'aperçoit pas qu'il en reste toujours en
stagnation, peut-être une pinte (1/2 litre environ). Les parois vésicales arrivent ainsi progressivement à l'atonie
complète, par suite de la persistance de la distension mécanique dont elles sont l'objet.

Alors, il faut tout d'abord et nécessairement recourir
au cathétérisme, pratiqué au moins trois ou quatre fois
par vingt-quatre heures, pour amener les tissus à un état
de relâchement complet : on aide ainsi les tuniques vésicales surdistendues à recouvrer leurs fonctions. Si ce
traitement est continué pendant un temps suffisamment
prolongé, qui diffère d'ailleurs énormément suivant les
individus, la tonicité revient graduellement, et il ne s'ensuit aucune conséquence fâcheuse. Lorsqu'au bout de
quelques semaines les cathétérismes quotidiens ne sont
pas parvenus à rétablir les fonctions naturelles, et que la
quantité d'urine en stagnation reste la même qu'au début
ou n'est pas considérablement diminuée, des applications
de courants galvaniques sur les enveloppes de la vessie
offrent quelques chances de hâter la guérison. Je puis
ajouter que j'ai une confiance très médiocre dans la valeur des médicaments, généralement réputés comme
spécifiques, dans les cas d'atonie véritable. Ici, comme
toujours, ce qui améliore l'état général déterminera sans
doute aussi une amélioration quelconque de l'état local.

L'atonie, dont je viens de vous entretenir, se rencontre souvent associée à l'*hypertrophie prostatique*.
L'obstacle apporté par cette dernière constitue, pour
ainsi dire, le premier degré de la surdistension de la
vessie : les tissus de celle-ci sont atteints d'atonie consécutivement à une autre affection, précisément comme dans

les cas ci-dessus rapportés. C'est pourquoi, lorsqu'une hyperthrophie prostatique existe depuis très longtemps, nous constatons souvent une notable et parfois une extrême distension des parois vésicales; l'atonie est devenue la cause principale de l'impuissance persistante, mais l'origine a été l'obstacle siégeant au col. Comme je vous l'ai déjà démontré plus haut, aucune opération ne serait capable de rendre le pouvoir d'expulser son urine à une vessie dont les enveloppes ont subi cette distension et cette atonie; c'est là un fait qui n'est pas, selon moi, suffisamment apprécié d'ordinaire, mais qui est clairement prouvé par les considérations qui précèdent. Parfois, quand la prostate est notablement augmentée de volume, il existe une hypertrophie considérable des tuniques vésicales : il en est souvent de même lorsque l'urètre est rétréci. Mais, dans le premier cas l'hypertrophie se manifeste alors que l'obstacle prostatique est loin d'être très développé et au point où porte spécialement l'effort destiné à assurer le libre écoulement de l'urine. Dans le cas de rétrécissement très étroit, l'urine est encore presqu'entièrement expulsée par la vessie, mais au prix de contractions très énergiques; de là, l'énorme épaisseur de la tunique musculaire, que l'on rencontre dans ces circonstances. En effet, l'hypertrophie des tissus est due ordinairement à une suractivité de leurs fonctions, et elle en est l'expression. L'atonie survient nécessairement dans les tissus extrêmement amincis et usés. De nombreux exemples de ces deux états morbides se trouvent parmi les pièces pathologiques de notre musée.

Il est un point de pratique générale que je crois utile de vous rappeler au sujet des troubles fonctionnels de la vessie : c'est qu'il est toujours très important de les rechercher chaque fois que vous serez en face d'une affection longtemps prolongée et déterminant l'épuisement du malade. J'ai eu l'occasion dernièrement d'observer un cas d'atonie confirmée, due évidemment à ce qu'on avait négligé une rétention qui s'était produite dans des circonstances analogues à celles rapportées ci-dessus. Quoi qu'il en soit, ces faits ne sont pas très fréquents, et je ne vous engage nullement à faire cette recherche, quand vous n'en avez pas besoin pour éclairer votre diagnostic. Ce que je vous conseille, c'est de songer à la rétention et de diriger vers elle vos investigations, lorsque vous vous trouvez en présence de malades qui depuis un certain temps sont dans un état semi-comateux accompagné de délire et d'une faiblesse extrême.

De toutes les considérations qui précèdent, il résulte que, pour arriver à traiter avec succès les divers troubles fonctionnels de la vessie succédant à la rétention d'urine, notre moyen d'action le plus sûr et le plus efficace est encore l'usage habituel du cathétérisme, qui presque toujours est même indispensable. Plus tôt on l'emploie, plus certaines sont les chances de guérison définitive, dans la grande majorité des cas; ajoutez à cela qu'avec la sonde vous procurez au malade un soulagement immédiat. Bien plus souvent qu'on ne le suppose généralement, la cystite dans ses divers degrés d'intensité est produite et entretenue par quelque altération de la puissance vésicale, en vertu de laquelle l'urine ne peut plus être expulsée et gardée normalement. Cette impuissance, malgré le peu d'attention qu'on lui accorde d'ordinaire, doit être diagnostiquée et traitée, sinon la cystite consécutive s'installe définitivement et devient chronique, constituant ainsi le rebelle « catarrhe vésical » des auteurs. C'est précisément parce qu'on ne songe pas suffisamment à ces faits, surtout par rapport aux formes d'impuissance les moins communes, que je les ai choisies comme sujet de ma leçon d'aujourd'hui.

D'ailleurs, si cette négligence existe, c'est non seulement parce que l'on méconnaît l'état pathologique qui réclame une intervention instrumentale, mais encore à cause de l'éloignement très marqué et naturel qu'on professe généralement pour les instruments et à cause des préventions qu'on entretient contre eux. A l'appui de ce que j'avance, je ne puis résister à la tentation de vous citer une conversation que j'ai eue tout récemment, et qui vient fort à propos rentrer dans notre sujet. Ces jours derniers un homme d'État, étranger, âgé de 64 ans, me fait appeler pour la première fois, désirant me consulter sur des troubles urinaires qui ont débuté il y a deux ans et qui depuis lors n'ont pas discontinué : les mictions sont fréquentes, l'urine est chargée de muco-pus ; en somme, il est atteint de « catarrhe vésical » (puisque c'est ainsi qu'on a pris l'habitude d'appeler cette affection), qui, malgré ces deux années de traitements continuels, n'a cessé de faire des progrès. Après avoir entendu le récit de ses antécédents pathologiques, je lui demandai : « Vous êtes-vous jamais servi d'une sonde ? » Il me répondit immédiatement : « Non, certes ; mon savant et vieil ami (il me donna le nom d'un médecin étranger très connu) m'a toujours dit que, quoi qu'il puisse m'arriver, je ne me laisse jamais introduire une sonde dans la vessie. Cet instrument, a-t-il ajouté, vous causerait une affection beaucoup plus grave que celle que vous avez déjà ! »

Depuis longtemps, je suis habitué à recevoir de semblables réponses de la part des malades étrangers, et souvent aussi de la part de nos compatriotes.

Je suis vraiment étonné de l'énorme responsabilité assumée par ceux qui donnent de pareils conseils ; ceux-ci

d'ailleurs sont presque toujours suivis par les malades
avec une docilité remarquable. Mais je suis autorisé à dire
que, à ma connaissance personnelle, ils ont été la cause
de bien des morts prématurées et précédées de douleurs
atroces. Quand on écoute ces avis, il s'ensuit presque
inévitablement, en tous cas très fréquemment, que le malade, après avoir enduré des souffrances très vives et très
prolongées, finit par être atteint de rétention complète. A
ce moment, l'usage de la sonde devient *absolument nécessaire* pour atténuer provisoirement leurs tortures et
reculer un trépas immédiat et imminent. Dans ces circonstances critiques, on ne cherche plus, en aucune façon, à
traiter par le cathétérisme la maladie, cause première des
accidents, comme on aurait pu l'essayer au début et
comme je vous le disais tout à l'heure : l'intervention arrive trop tard et bientôt le malade succombe. La pratique
régulière du cathétérisme apporte cependant cette faible
consolation qu'en tous cas les derniers jours qu'il lui reste
à vivre seront calmes et relativement exempts de souffrances. Ce qui n'empêche pas celui qui a donné le premier et déplorable conseil de vanter sa perspicacité et de
citer le dénouement fatal comme un nouvel argument
contre le cathétérisme : « Voyez, s'écrie-t-il d'un air
presque triomphant, c'est encore la sonde qui a amené ce
résultat malheureux! »

Bien qu'une telle assertion soit éminemment injuste,
il faut avouer que l'aversion, si dangereuse et si inexcu-
sable encourue aujourd'hui par l'emploi des instruments,
trouve quelque raison d'être dans la manière dont on usait
autrefois du cathétérisme, et ceci est la conclusion de
cette leçon dont je ne vous ai en rien exagéré les détails ;
de tous les faits que je vous ai rapportés, j'ai été moi-
même et trop fréquemment le témoin. Les chirurgiens

qui ont précédé l'époque actuelle ne se distinguaient pas toujours par leur douceur et leur prudence ; souvent, ils avaient recours à des instruments dangereux pour les voies urinaires et dont la valeur est jugée aujourd'hui. Les sondes rigides en métal, autrefois usitées, ainsi que la manière de s'en servir, ont été jadis aussi nuisibles qu'utiles. Cet ancien cathétérisme, souvent employé par le chirurgien pour faire parade de sa remarquable dextérité, et qu'en France on a désigné par le terme très expressif de « *tour de maître* », a dû être imaginé par une affectation vraiment prétentieuse. Ces procédés ont actuellement, pour la plupart, fait leur temps ; mais les idées et la méfiance du public à l'égard des instruments persisteront longtemps encore. A cet effet, j'ai fixé à mes élèves une règle de conduite, dont ils ne doivent pas se départir ; j'ai bien des fois insisté sur son importance et je vais vous la répéter aujourd'hui. Elle peut être établie ainsi qu'il suit :

Le cathétérisme en lui-même est, en quelque sorte un danger, qui reste insignifiant s'il est convenablement pratiqué, et qui devient énorme entre des mains inhabiles et imprudentes. Aussi vous ferez appel à la sonde seulement quand la maladie qu'elle est destinée à combattre l'emporte en gravité, selon vous, sur celle que vous risquez de développer par l'intervention instrumentale. Chaque jour, pour ainsi dire, vous aurez à établir cette comparaison dans votre pratique. N'employez alors qu'un instrument qui peut passer facilement et qui produira le moins possible de dégâts matériels, tout en atteignant cependant le but que vous poursuivez. Servez-vous d'abord de sondes souples et flexibles.[1] ; si le résultat n'est pas satisfaisant, il

---

1. Voy. *Traité pratique des maladies des Voies urinaires*. Traduction française, pages 73 et 713.

est permis alors de recourir aux instruments métalliques et rigides, à condition toutefois qu'ils n'aient pas un volume plus considérable que ne le réclame chaque cas particulier. Dans les lavages vésicaux, en présence d'une cystite chronique, que la distension de la vessie soit toujours très modérée et progressive ; pratiquez-la lentement et graduellement. Avec de la douceur et de la prudence, vous obtiendrez certainement bien souvent des guérisons remarquables ; et, dans l'avenir, l'antipathie si exagérée contre l'emploi des instruments dans les affections vésicales, antipathie qui est aujourd'hui encore très marquée, arrivera, j'en suis sûr, à disparaître peu à peu.

J'ai à vous donner un dernier avis concernant l'usage habituel du cathétérisme chez les vieillards dont je vous ai parlé tout à l'heure : cet avis est d'une extrême importance. Supposons qu'une vessie ait été surdistendue et négligée depuis très longtemps, depuis des mois ou même des années ; ce qui peut fort bien être d'ailleurs la conséquence d'un refus de se laisser sonder au début. A cette période avancée de la maladie, le cathétérisme est toujours une chose très grave. S'il est pratiqué à la légère, quelque notable qu'ait semblé le soulagement tout d'abord, des symptômes fébriles éclatent fréquemment au bout de quelques jours : c'est la *fièvre urinaire*, comme on l'a appelée avec raison, selon moi. La cystite se développe ; le cathétérisme devient nécessairement de plus en plus répété : l'urine est fortement chargée de pus, la langue se dessèche et les aliments sont refusés par le malade. qui s'affaiblit graduellement et finit par succomber trois ou quatre semaines d'ordinaire après la première intervention instrumentale. A l'autopsie, on trouve presque invariablement l'un des uretères dilatés, sinon les deux ; un rein est atrophié et très altéré dans sa structure, l'autre

est augmenté de volume et peut-être le siège d'une né-
phrite suppurée.

On a dit que cette issue malheureuse d'un cathétérisme, dans les cas de surdistension vésicale prolongée,
survenait parfois chez des individus dont les organes urinaires, soigneusement examinés après la mort, ne présentaient aucune trace d'altération quelconque. Je n'irai
pas jusqu'à prétendre que de tels faits ne se sont jamais rencontrés ; mais je crois qu'ils sont extrêmement
rares : je n'en ai observé aucun exemple dans ma pratique
personnelle.

Quand un malade, dont les fonctions vésicales sont
entravées depuis longtemps, réclame un soulagement artificiel, il faut tout d'abord, pour avoir des chances de le
sauver, lui prescrire la position couchée, dans une tempé-
-rature assez élevée et égale, par exemple dans sa chambre
à coucher; la peau pourra ainsi fonctionner librement,
sans que le malade sorte et se promène au dehors. On
usera ensuite de la sonde avec douceur et prudence, en
ayant soin de ne pas vider entièrement la vessie au premier cathétérisme ; on doit retirer l'instrument dès qu'une
certaine douleur commence à se manifester, ce qui arrive
d'ordinaire bien avant que l'évacuation soit complète ; on
recommence toutes les fois que le besoin s'en fait sentir.
Ces précautions sont tellement importantes que je ne sau-
rais trop vous recommander de les observer strictement.
Vous veillerez avec une égale attention à ce que votre
malade garde le repos absolu et évite toute imprudence
quelle qu'elle soit, pendant plusieurs semaines. C'est ainsi
que parfois vous parviendrez à prolonger la vie de vos
malades, même lorsqu'ils sont arrivés à une période
avancée de leur affection ; c'est ainsi que vous finirez par
détruire les préjugés mal fondés et dangereux qui existent

encore, comme nous l'avons vu, contre l'emploi des instruments. Rappelez-vous surtout que si la mort survient dans presque tous les malheureux cas que je vous ai signalés, c'est parce qu'on n'a pas sondé assez tôt le malade, et non parce qu'on a eu recours au cathétérisme dans les derniers jours.

LEÇON VII

Messieurs,

Le siècle actuel est assez avancé maintenant pour qu'il soit permis, à un point de vue tout au moins, d'apprécier ce qui le caractérise et le distingue. Quelque autre particularité qu'il puisse présenter, il faut convenir qu'il constitue une période de progrès et de transformation. Il a vu l'emploi de la vapeur comme force motrice et du spectre solaire comme moyen d'analyse chimique ; il a produit les chemins de fer, le télégraphe et la lumière électriques.

En même temps, des perfectionnements non moins importants ont marqué les étapes parcourues par la science et l'art de la chirurgie. La preuve la plus convaincante de ces progrès n'est-elle pas d'ailleurs réalisée par l'historique d'un sujet, dont les pathologistes et les praticiens n'ont cessé de s'occuper depuis l'antiquité la plus reculée jusqu'à nos jours. C'est sur ce sujet, avec votre permission, que j'attirerai votre attention aujourd'hui.

Les premiers documents concernant les calculs vésicaux et les tentatives opératoires dirigées contre eux proviennent d'une époque très lointaine de l'histoire ancienne. Des manuscrits, antérieurs à la période la plus
brillante de l'Art grec, prouvent qu'alors déjà des chirurgiens avaient travaillé au soulagement des calculeux. Auparavant même (et beaucoup d'historiens ne le disent pas),
il paraîtrait, d'après de récentes recherches, que dès les
premiers temps de la civilisation indienne on pratiquait
une opération dans les cas de pierre de la vessie. Je ne
veux pas ici vous rappeler dans son entier un historique
remontant à une date aussi éloignée et dont les points
principaux vous sont à tous plus ou moins familiers ; mais
je me propose de le limiter au siècle actuel, en vous en
résumant simplement les phases capitales. Il me semble,
en effet, extrêmement intéressant d'observer pas à pas
l'évolution lente et graduelle des procédés qui sont employés aujourd'hui et regardés comme les meilleurs.

Au commencement de ce siècle, il n'y avait qu'un seul
moyen de débarrasser un malade d'un calcul vésical ;
c'était la taille avec ses différents procédés. En Angleterre, on pratiquait parfois la taille hypogastrique, comme
le firent entre autres Home et Carpue. Mais, l'opération
de Cheselden par la méthode latérale avec le bistouri
suivi du gorgeret-mousse, était probablement à cette
époque employée par la majorité des chirurgiens, quelques-uns cependant préférant le gorgeret tranchant, dit
de Hawkins, pour l'incision profonde. La mortalité due à
ces opérations était considérable, même chez les enfants,
plus considérable certainement que celle des opérés de
Cheselden, comme il semble résulter des minutieuses
recherches faites par M. R. Smith (de Bristol) et présentées par lui à la « Royal Medical and Surgical Society »

en janvier 1820[1]. Aussi, n'est-il pas étonnant que les chirurgiens se soient efforcés et aient tenté de découvrir des méthodes plus aisées et moins dangereuses pour débarrasser la vessie de ses calculs, surtout quand ceux-ci étaient peu volumineux. C'est ainsi que furent imaginés des instruments dont vous avez sans doute entendu parler : par exemple, ceux de Gruithuisen, chirurgien bavarois en 1813, de Elderton de Dumfries en 1817, puis d'Amussat, de Leroy d'Etiolles et de Civiale, de Paris. Ces chirurgiens avaient pour but de fragmenter les pierres dans la cavité vésicale, de façon que les débris fussent expulsés par les efforts naturels de la miction. A la fin de l'année 1820, sir A. Cooper réussit à enlever chez un vieillard un grand nombre de petits calculs à l'aide d'une longue pince courbe, avec laquelle il put les saisir et les extraire par l'urètre[2]. L'année précédente, ce même chirurgien avait

1. M. Smith a recueilli à grand'peine et réuni dans son mémoire toutes les observations de tailles pratiquées dans les quarante-quatre principales villes de la Grande-Bretagne. En première ligne vient Norwich (de beaucoup la plus importante sous le rapport du nombre d'opérations), puis à la suite Bristol, Leeds, Bath, Exeter, Manchester, Birmingham et Sheffield. Sur le nombre total, y compris les enfants qui en forment une partie considérable, la mortalité s'élève à 1 décès sur 4 opérations, excepté à Norwich où elle n'est que de 1 sur 7. Tel est le résumé de la pratique de la taille en province à la fin du siècle dernier et au commencement du siècle actuel, c'est-à-dire avant 1820. Certains détails de ce mémoire sont extrèmement intéressants : par exemple, à cette époque, plusieurs grandes provinces ne possédaient aucun opérateur ; ou bien, dans d'autres, on ne se doutait nullement de la plus grande fréquence des calculs... (*Trans. of the Royal Med. Chirurg. Soc.* Vol. XI). Ce volume contient en outre différents travaux se rapportant à notre sujet et dus à des chirurgiens célèbres, tels que Mayo, Earle, Astley Cooper, Martineau.

2. Le mémoire de sir A. Cooper se trouve, comme celui de M. Smith, dans le vol. XI des *Trans. of the Royal Med. Chir. Soc.*, et date de février 1821. Cette méthode avait sans doute été suivie plusieurs siècles auparavant ; mais depuis longtemps elle avait été oubliée et était tombée en désuétude, de sorte qu'en réalité c'était un procédé nouveau.

retiré une pierre, du volume d'une petite noix, par une incision limitée de l'urètre dans la traversée périnéale ; au préalable la dilatation de l'incision, qui comprenait le col de la vessie, avait été pratiquée par le Dr James Arnott avec son dilatateur à eau [1].

Enfin, en janvier 1824, Civiale parvint, avec son *trilabe*, à broyer heureusement dans la vessie des calculs qu'il réduisit en fragments très fins et qu'il put évacuer : ces opérations eurent lieu en plusieurs séances sur deux malades devant une commission de l'Académie de médecine de France. Le nouveau procédé de broiement des pierres excita naturellement un intérêt universel et son inventeur lui donna le nom de *Lithotritie*. Cette dénomination marque la différence qui existe entre la pulvérisation instrumentale des calculs dans la cavité vésicale et l'opération qui enlève le corps étranger entier à travers une incision pratiquée dans ce but, c'est-à-dire la lithotomie ou taille.

Presque à la même époque, M. Weiss (de Londres) imaginait un instrument de broiement, agissant par deux mors courts, se pressant l'un contre l'autre ; c'est, d'ailleurs, le type dont on se sert encore aujourd'hui avec certaines modifications. Cet instrument fut adopté quelques années plus tard par le baron Heurteloup, qui employait un *marteau* comme moyen d'action et qui attachait à un lit spécial à la fois le malade et le lithotriteur [2]. Au bout de

---

1. Environ un siècle auparavant, Douglas avait proposé une opération à peu près semblable, mais dans laquelle la dilatation était pratiquée avec des morceaux d'éponge préparée, qu'on devait laisser à demeure plusieurs heures et même plusieurs jours. Des essais du même genre, mais très grossiers, avaient également été tentés autrefois en Orient.

2. Voy. Gaujot et Spillmann, *Arsenal de la chirurgie contemporaine*. Paris, 1872, t. II, p. 794 et s.

plusieurs années, ce chirurgien remplaça le marteau par l'*écrou*, qui avait été auparavant inventé par Hodgson (de Birmingham).

Mais, à mesure qu'on parvenait à broyer plus facilement et plus complètement, il devenait plus nécessaire de découvrir des moyens artificiels capables d'assurer l'évacuation des fragments. Celle-ci fut d'abord plus ou moins convenablement effectuée par des injections forcées d'eau tiède à l'aide de grosses sondes évacuatrices, munies d'yeux qui laissaient passer les fragments : cette manœuvre est maintenant regardée comme une partie intégrante de l'opération. Heurteloup non seulement en usait largement, mais en outre il imagina par la suite un lithotriteur à mors creux ou, comme il l'appelait, « *à bec de canard* », dans le but d'enlever, si possible, tous les fragments en une seule séance; c'était, pour lui, un point important et une condition essentielle de succès. Il a écrit, à cet égard, un passage remarquable, qui vise l'évacuation complète des fragments calculeux en une seule séance et qui est le suivant : « Tant que la lithotritie ne sera pas parvenue à guérir promptement les malades, elle sera imparfaite, et c'est pour atteindre sa perfection que je me propose de vous soumettre d'autres travaux. Dans des mémoires subséquents, je traiterai des procédés par lesquels la lithotritie peut arriver à remplir ses deux buts, à savoir : 1° la pulvérisation immédiate et complète des pierres ; 2° leur extraction immédiate et complète. J'essayerai de vous démontrer, dans la partie qui traitera de l'extraction immédiate et complète, que c'est une grande faute, en lithotritie, de briser une petite pierre dans la vessie et de laisser dans l'organe des fragments qui peuvent s'y perdre dans les anfractuosités et sinus, souvent nombreux et profonds, de la membrane muqueuse. Il faut nécessairement extraire ces petites pierres et renvoyer immédiatement le malade guéri[1]. »

Ces idées d'Heurteloup étaient évidemment en avance; la lithotritie n'était pas encore mûre pour un tel perfectionnement, puisque l'anesthésie n'était pas entrée dans les habitudes de la chirurgie courante. Aussi, cette théorie, qui est la nôtre aujourd'hui, resta infructueuse : son application aurait été presque impossible en raison de la douleur qu'auraient éprouvée les malades un peu sensibles. Dans le courant de 1829 et pendant les quelques années qui suivirent, Heurteloup vint pratiquer en Angleterre de nombreuses opérations à l'aide de ses premiers instruments et du marteau; il exposa sa méthode en public, et en particulier devant les principaux chirurgiens de Londres.

Robert Liston fut le premier à exécuter la lithotritie avec le trilabe de Civiale, dans l'automne de 1827; mais, il fut obligé de terminer l'opération par la taille[2]. Dans l'automne suivant (1828), il employa avec succès chez un malade la nouvelle méthode[3].

Keith, d'Aberdeen, en 1833, pratique ses deux premières opérations avec le lit et les instruments d'Heurteloup, comme l'avait fait Liston[4].

Puis bientôt, sir Ph. Crampton, à Dublin, traita par la lithotritie avec d'excellents résultats vingt calculeux adultes, de l'année 1834 à l'année 1845. Le premier, il essaya d'évacuer artificiellement les fragments et il y réussit, en se servant en 1841 d'un réceptacle de verre où l'on avait fait le vide[1].

A Londres, sir Benjamin Brodie accepta dès le début la nouvelle opération, mais en limitant son application aux calculs de petit volume. Il paraît avoir fait ses premières lithotrities à peu près à la même époque que Crampton; car en 1855, lorsqu'il abandonna la vie active de notre profession, il présenta à la « Medical and Chirurgical Society » un résumé de sa pratique de la lithotritie, qui embrassait une période de vingt années environ. En parlant de cette opération, il dit « qu'elle a été adoptée jusqu'alors dans des limites très restreintes par les chirurgiens anglais », et il ajoute que, pendant cette période de vingt ans, il a fait cent quinze fois la lithotritie, mais non sur cent quinze malades, car l'un d'eux a été opéré jusqu'à quinze fois en quelques années, et chez d'autres

1. *Dublin Medical Journal*, 1846, vol. I, page 43. Observation n. XIV. — Crampton pratiqua, il est vrai, l'évacuation des fragments à l'aide d'une sorte d'aspirateur, pour la première fois, le 1er octobre 1841 ; mais il ne publia les résultats de cette innovation qu'en 1846. Or, en France, Cornay (de Rochefort), qui ignorait certainement les essais du chirurgien anglais, présenta en 1843 à l'Académie de Médecine un appareil qu'il appelait un *lithéréteur* (λίθος, pierre, αἱρέομαι, je choisis), destiné à l'aspiration. Mais les expériences tentées avec cet instrument sur un malade du service de Laugier à l'hôpital Beaujon ne parurent pas suffisamment concluantes, et Ségalas en fit à l'Académie un rapport défavorable, lequel d'ailleurs fut vivement discuté (*Bulletins de l'Académie de Médecine*, t. IX, 20 février 1844). Dans la discussion qui suivit, Blandin, Bégin, Ségalas et Lisfranc dirent qu'après la lithotritie ils pratiquaient l'aspiration à l'aide d'une seringue ordinaire : Lisfranc conseillait même de ne pas faire cette aspiration immédiatement après la séance de broiement. Ceci démontre tout au moins que ces chirurgiens français, à cette époque relativement rapprochée de la naissance de la lithotritie, se préoccupaient du débarras total de la vessie ; d'ailleurs, sir Henry Thompson a rendu hommage plus haut aux idées d'Heurteloup sur ce sujet. On peut du reste consulter sur ces détails historiques l'excellente thèse du Dr Ern. Desnos, ancien interne du professeur F. Guyon (*Étude sur la lithotritie à séances prolongées*, Paris, 1882). (R. J.)

il y a eu deux ou trois récidives de calculs, qu'il a broyés. Dans ce nombre, il a eu neuf morts, ce qui donne une proportion numérique de 1 mort sur 12 cas 1/2 ou 8 pour cent. Comparant ces résultats à ceux de la taille dont la mortalité, *à tous les âges*, était alors de 1 mort sur 6 cas, comme au temps des recherches de Robert Smith ci-dessus rapportées (Voir page 148), il conclut en disant que « la lithotritie prudemment et soigneusement exécutée, avec l'observation rigoureuse des détails les plus minutieux, n'est pas plus sujette à objections que presque aucune autre opération importante de la chirurgie[1]. »

Mais, pendant ce temps, d'autres opérateurs plus hardis étendaient la méthode de broiement à tous les cas, y compris ceux où la pierre est volumineuse et dure : malheureusement, il s'ensuivit une moyenne de mortalité beaucoup plus élevée que celle due aux anciens procédés. De cette façon, la lithotritie tomba en quelque sorte en disgrâce, et il y eut contre elle une violente réaction. En effet, dans ces cas, l'issue était ordinairement fatale ; mais quand l'opéré survivait aux séances fréquemment répétées, sous l'influence de l'introduction d'instruments trop volumineux et qui n'étaient pas toujours maniés avec prudence, il se développait souvent une cystite chronique, déterminant la production de dépôts phosphatiques ; en sorte que l'existence devenait intolérable pour les survivants. De tels résultats, vous le comprenez, justifiaient les accusations lancées contre la lithotritie.

Cependant les chirurgiens, qui n'avaient jamais apprécié toute la valeur des méthodes de broiement, s'efforçaient de lutter avec elles en perfectionnant les procédés de taille. On imagina et l'on pratiqua alors une opération

---

1. *Med. Chir. Transactions*, London, vol. XXXVIII, page 194.

que l'on crut plus simple et moins dangereuse, la *taille médiane*, et on l'appliqua particulièrement à ces petits calculs, qui étaient devenus, pour quelques chirurgiens, justiciables de la lithotritie. C'était, pour ainsi dire, une résurrection de l'opération de Marianus Sanctus, mais débarrassée des manœuvres instrumentales destinées à dilater la plaie et qui étaient ordinairement inutiles pour les pierres de petit volume : cette méthode resta plus ou moins en honneur de 1860 à 1865.

Néanmoins, le Mémoire sus-nommé de Brodie détermina un mouvement très marqué en faveur de la lithotritie. M. Skey notamment, puis M. W. Coulson, broyèrent les pierres chaque fois qu'une occasion favorable se présenta. Vers la même époque, ce dernier chirurgien invita Civiale à venir opérer un malade ici même, et la méthode ainsi que l'instrument de Civiale impressionnèrent vivement M. Coulson; il était impossible, pour ceux qui ont vu l'opération, de ne pas admettre la supériorité du lithotriteur français sur le vieux modèle à écrou employé jusqu'alors par le vénéré maître de « Saint-George's Hospital ». M. Coulson l'adopta de suite et l'employa avec succès dans un certain nombre de cas durant ses dernières années. Je fus moi-même tellement convaincu de la haute valeur de l'instrument et de la méthode, dans les quelques opérations auxquelles j'avais eu l'occasion d'assister, que j'allai à Paris et que je me présentai à Civiale pour devenir son élève et étudier ses procédés. Il m'accepta, et, depuis lors jusqu'à la fin de sa vie, je puis dire qu'il me traita toujours avec une extrême bienveillance et me témoigna la plus entière confiance.

Il me semble intéressant de vous rapporter ici, puisque vous connaissez, comme moi, les vicissitudes de la carrière qui nous est commune, de vous rapporter, dis-je, un incident ayant trait à mon vieil ami Civiale. En 1863, je fus appelé dans un pays voisin pour débarrasser un malade illustre d'un volumineux fragment qui était resté dans sa vessie, et qui était placé de telle sorte qu'il avait résisté à la main de mon maître dans plusieurs tentatives précédentes. Sachant combien Civiale attendait avec impatience le résultat de l'opération, je lui télégraphiai immédiatement : « Mon cher maître, vous venez de triompher aujourd'hui par la main de votre élève reconnaissant. » Il fut, je crois, aussi heureux que je l'étais moi-même, et depuis lors nous fûmes encore plus étroitement liés qu'auparavant. Il rapporta le fait à l'Académie de Médecine de Paris, et quelque temps après, lorsque je présentai à cette Société mon travail sur la prostate [1], il demanda pour ce mémoire, sans me le dire, un prix de la valeur de 1,500 francs, qui me fut immédiatement accordé. Vous me pardonnerez, je pense, cette courte digression : c'est un tribut de gratitude payé à la mémoire d'un homme dont le nom restera toujours associé à l'un des plus grands progrès de la chirurgie au xixe siècle.

Depuis cette époque, mon expérience personnelle s'est rapidement accrue. L'armature cylindrique que j'ai imaginée, et qui a été exécutée par M. Weiss [2], a rendu la manœuvre du lithotriteur beaucoup plus commode qu'autrefois; ce modèle avait d'ailleurs été adopté par Civiale pour son propre usage, puisque deux instruments de ce genre avaient été fabriqués ici pour lui peu de temps avant sa mort soudaine et à jamais regrettable. On a pu depuis apporter d'autres modifications au lithotriteur; mais,

---

1. Thompson, *Maladies de la prostate*. Traduction française par Ed. Labarraque. Paris, J.-B. Baillière, 1881.

2. Voy. sir Henry Thompson, *Leçons cliniques*, leçon XIIe, Lithotritie. Paris, J.-B. Baillière, 1881.

quoi qu'il en soit, on a presque toujours conservé à l'instrument la forme dont je viens de parler.

Laissons de côté, pour l'instant, ce qui a rapport aux instruments, et examinons maintenant les principes opératoires qui ont guidé l'inventeur de la lithotritie et ceux qui l'ont suivi dans cette voie. Civiale commença ses opérations et en exécuta le plus grand nombre avant la pratique de l'anesthésie : il ne vit d'ailleurs jamais cette dernière d'un œil très favorable. La délicatesse et la sûreté de sa main, si appréciées du malade et si admirées de l'élève, semblaient pour ainsi dire diminuées quand l'opéré était plongé dans le sommeil chloroformique. En outre, il tenait à se rendre compte de la sensibilité du malade ; il surveillait son expression tant que le lithotriteur était dans la vessie et il jugeait ainsi jusqu'à quel point pouvaient être poussées les manœuvres dans une séance. La méthode de Civiale [1] consistait à broyer peu de temps et souvent et à produire des fragments très fins, en laissant à la vessie le soin de les rejeter, si possible, par ses efforts naturels ; sinon il facilitait l'évacuation par des injections d'eau à l'aide de la sonde. Dans l'intervalle des séances, l'opéré devait garder la position couchée et un repos absolu, pour éviter l'irritation des parois vésicales par les fragments. Cette doctrine a longtemps prévalu ; car les succès du maître étaient grands, tandis que les accidents

1. Pour plus de détails sur la pratique de Civiale, consulter ses principaux ouvrages, qui sont :

De la lithotritie, Paris. 1827.

Lettres sur la lithotritie. Paris, 1827-1837.

Parallèle des divers moyens de traiter les calculeux. Paris, 1837.

Traité pratique des maladies des organes génito-urinaires. Paris, 1858-1860.

Résultats cliniques de la lithotritie. Paris, 1865.

La lithotritie et la taille. Paris, 1870.

abondaient entre les mains de ceux qui mettaient moins de soin à obtenir les conditions les plus favorables, à choisir des lithotriteurs légers et petits, à ne pratiquer que des manœuvres très délicates, et enfin à soumettre le malade à un repos prolongé.

Désireux, avant tout, d'assurer l'adoption unanime de son opération favorite, Civiale se refusait à admettre qu'elle pût jamais occasionner la mort. La défense de cette opinion inexacte était son seul point faible ; et, en somme, cette faiblesse est bien pardonnable, car c'était l'indulgence d'un père pour son enfant : néanmoins, son âpreté à innocenter la lithotritie allait évidemment jusqu'à l'exagération et elle n'a pas été sans porter quelque préjudice à sa cause. En effet, il ne manquait jamais d'attribuer ses dénouements malheureux à toute autre raison qu'à l'opération ; et peut-être se trompait-il moins que nous le pensons. Supposons, par exemple, qu'un calculeux soit atteint, depuis de longues années, de lésions rénales latentes et devant amener tôt ou tard une issue fatale ; si cet homme, soumis à la lithotritie, succombe à bref délai, on peut soutenir que la terminaison a été seulement hâtée par une intervention peut-être intempestive, mais très louable, puisqu'elle essayait de l'arracher à la mort, à laquelle il était condamné par le seul fait de ses lésions rénales. Ce n'est pas la lithotritie qui tue le malade : il succombe parce que le séjour du calcul dans sa vessie a été trop longtemps prolongé. A une période moins avancée de son affection, cette même lithotritie l'aurait presque entièrement guéri ; et s'il meurt, ce n'est pas parce qu'il a été opéré, mais parce que l'opération est arrivée trop tard.

Toutefois, quand par légèreté ou par manque de connaissances suffisantes, ou plus souvent par désir extrême de sauver à tout prix la vie de son semblable, quelque minces que soient les chances de succès, un chirurgien consent à opérer en pareille circonstance, il jette à coup sûr le discrédit sur une opération, et il peut classer ce cas parmi ceux dont l'issue malheureuse est imputable à l'intervention. Ce principe est le seul vrai ; c'est lui que l'on doit toujours accepter et suivre ; je m'y suis conformé dans les cas qui me sont personnels et que je vous exposerai plus loin et je ne me suis jamais départi de cette règle inflexible. Depuis que j'ai été amené à adopter cette règle de conduite, pleine de prudence, elle m'a donné les plus excellents résultats ; car, après mes cinquante premières lithotrities, j'en ai pratiqué environ cent autres chez des vieillards avec une mortalité ne dépassant pas 5 pour 100. En ce qui concerne les calculs durs, pesant plus d'une once (30 grammes), je leur appliquais au début la taille médio-bilatérale, comme Civiale qui l'a toujours employée ; mais, je suis revenu à la taille latérale, qui me semble en somme préférable pour les pierres d'un certain volume.

La méthode de Civiale, telle que je viens de vous la décrire, fut suivie avec peu de modifications en Europe, partout où la lithotritie était acceptée, jusqu'en 1864 ou 1865. C'est vers cette époque que M. Clover inventa son aspirateur, sorte de bouteille en caoutchouc, destinée : 1° à injecter de l'eau dans la vessie ; 2° à y produire un remous des fragments broyés ; 3° à déterminer, par l'aspiration, un courant de dedans en dehors, entraînant ces derniers. Les manœuvres avec cet instrument me parurent plus douloureuses pour le malade que celles du lithotriteur ; aussi, je ne m'en servis que rarement, dans les cas exceptionnels où j'employais le chloroforme ; car, à ce moment, comme j'opérais par séances courtes et fréquemment répétées, je préférais me dispenser de cet agent anesthésique. Les principales indications de l'emploi simultané du chloroforme et de l'aspirateur se trouvaient alors pour moi, dans les conditions suivantes : des souffrances très vives, des mictions très fréquentes, du muco-pus très abondant dans l'urine, en somme la cystite, ainsi que l'augmentation de volume de la prostate, et par suite l'impossibilité pour la vessie de se vider complètement.

Quand un malade réunissait ces conditions, au lieu de combattre les symptômes de cystite par la médication appropriée, je suivais une pratique alors considérée comme très hardie, sinon même comme téméraire : après avoir prié M. Clover de donner le chloroforme, je poussais et je prolongeais le broiement jusqu'à ses plus extrêmes limites et je vidais ensuite la vessie, aussi complètement que possible, à l'aide de l'aspirateur. Cette manière d'agir était exactement contraire à celle des chirurgiens français de 1866 à 1870 ; pendant ces quatre années, j'ai fait l'aspiration environ deux ou trois cents fois [1], et j'ai eu beaucoup de peine à combattre les habitudes d'expectation et le traitement par le repos en usage chez nos voisins. Je me souviens d'avoir fait tous mes efforts, en plus d'une circonstance, pour démontrer à mes amis de l'hôpital Necker, à Paris, les résultats remarquables qu'on pouvait obtenir en traitant la cystite par le

---

1. *Traité pratique des maladies des voies urinaires*, traduction française par Victor Campenon. Ce fait est rapporté à la page 129 et à la page 925, qui ont été écrites en 1870. On trouvera dans ce livre de nombreux détails, avec figures, sur le manuel opératoire de la lithotritie. Les premières notes que possède sir Henry Thompson sur l'emploi de l'aspirateur dans le but d'évacuer une grande quantité de fragments s'appliquent au cas de M. Milward (16 juin 1866). Ce malade lui fut envoyé par le Dr Heslop (de Birmingham), et M. Clover donna le chloroforme en cette circonstance.

lithotriteur et l'aspirateur, au lieu d'employer le repos, les moyens médicaux, les bains chauds, etc.; j'ai opéré dans ce but un calculeux dans le service du professeur Guyon pendant l'automne de 1879.

Depuis 1871, je me suis servi de l'anesthésie comme règle, et non comme exception, dans mes opérations; je me suis également servi plus ou moins, constamment de l'aspirateur avec les sondes évacuatrices, ordinairement nos 13 et 14 de la filière anglaise (nos 23 et 25 de la filière française). De cette façon, je parvenais facilement à broyer et à évacuer en une séance un calcul d'acide urique ou d'oxalate de chaux de petit volume; mais, ces cas ne se rencontraient pas très fréquemment à Londres dans notre pratique. Quand la pierre était de dimension moyenne, deux ou trois séances étaient nécessaires; et, quand elle était très volumineuse, je lui consacrais quatre, cinq ou six séances avec des intervalles de trois ou quatre jours entre chacune.

À cette époque, j'arrivais à produire et à évacuer une quantité de fragments au moins deux fois plus considérable, et souvent davantage, que celle obtenue par Civiale à la fin de sa carrière...

Maintenant, le moment serait venu de vous détailler la longue pratique de notre dernier Président, si universellement estimé, sir William Fergusson, ainsi que celle d'un autre chirurgien célèbre, Keith d'Aberdeen; mais, je le ferai dans ma prochaine leçon. En ce qui touche plus particulièrement le sujet dont nous nous occupons, je vous dirai dès maintenant que Fergusson adopta de bonne heure l'anesthésie : grâce à elle, il voulait débarrasser la vessie d'un calcul, broyé si possible en une séance, en l'extrayant à travers l'urètre fragment par fragment au moyen d'un long et mince lithotriteur[1]. Le but était excellent, mais le moyen employé pour l'atteindre ne l'était pas ; je puis le dire ici sans hésiter, puisque je le lui ai dit bien souvent à lui-même : le danger de blesser l'urètre l'emportait sur le bénéfice qu'il y avait à vider la vessie. Si je vous signale cette tentative, c'est pour que mon historique soit complet et pour vous montrer à nouveau par quelles évolutions passèrent les idées d'Heurteloup : ce chirurgien n'avait-il pas dit que pour rendre la lithotritie parfaite, il faut avec elle débarrasser la vessie de son contenu en une seule séance, aussi complètement qu'avec la taille.

Cependant, tandis que la lithotritie, plus ou moins modifiée par les différents opérateurs suivant leurs aptitudes personnelles, était dirigée avec succès contre les calculs de petit et de moyen volume, on cherchait toujours, mais sans la découvrir, la meilleure manière d'extraire les pierres de grande dimension. Les tailles médiane et médio-bilatérale, ainsi que l'opération prérectale de Nélaton, étaient toutes manifestement inapplicables aux pierres pesant deux onces et demie (75 grammes) et au-dessus. Quant à la taille latérale, pratiquée pour de semblables calculs, elle constituait évidemment une véritable épreuve de torture pour le malade.

Aussi Dolbeau, à Paris, s'efforça-t-il de réaliser une idée ancienne, en perfectionnant son application nouvelle, à laquelle il donna le nom de « *Lithotritie périnéale* ». Ce chirurgien espérait réussir mieux que ses prédécesseurs à broyer la pierre à travers une petite incision de l'urètre périnéal, au devant de la prostate ; il dilatait ensuite le col

---

1. De même Heurteloup et Leroy d'Etiolles employaient à cet usage le lithotriteur à cuillers, quand la prostate était hypertrophiée et que la vessie était incapable de se vider entièrement et d'expulser par conséquent les débris calculeux. (R. J.)

vésical à l'aide d'un instrument métallique, après quoi il pouvait extraire tous les fragments avec une pince, terminant ainsi son opération en une seule, mais très longue séance. La courte expérience que l'on a faite de ce procédé ne paraît pas lui avoir été très favorable, et il ne semble pas qu'on puisse en espérer dans l'avenir plus de bénéfices qu'en a obtenus son inventeur lui-même. Dolbeau mourut jeune encore, et avec lui disparut la méthode qu'il avait préconisée[1].

Cette association bizarre du bistouri et du lithotriteur s'est présentée parfois dans certains cas exceptionnels : j'ai eu moi-même l'occasion d'en user une fois, et cet exemple pourrait être suivi en pareille circonstance. Le 5 août 1878, chez un malade absolument incapable d'uriner sans la sonde, je broyai un calcul assez volumineux, dont je pus extraire avec l'appareil de Clover une très grande quantité de fragments ; mais quelques-uns de ceux-ci étaient restés dans la vessie, car le volume du calcul était beaucoup plus considérable qu'on ne l'aurait cru. Je songeai alors que ce malade, après l'opération, aurait les plus grandes difficultés à se servir de sa sonde ou qu'il aurait besoin de se faire sonder à chaque envie d'uriner, survenant au moins toutes les deux heures. Aussi, je le plaçai immédiatement dans la position de la taille ; je pratiquai une courte incision sur l'urètre membraneux et, par là, à l'aide d'une petite pince, je parvins à extraire tous les fragments que je pus trouver dans la vessie. Enfin, un tube de caoutchouc fut placé dans la plaie afin

1. Dolbeau est mort le 10 mars 1877, à l'âge de 47 ans, et il ne semble pas que depuis lors aucune lithotritie périnéale ait été pratiquée en France. D'ailleurs, même du vivant de son promoteur, cette opération n'avait pas reçu un accueil des plus favorables dans notre pays, non plus que de la part des chirurgiens étrangers, sauf peut-être de la part de Gouley (de New-York). (R. J.)

d'établir un libre écoulement par cette voie à la totalité de l'urine. Le résultat fut en tous points parfait ; M. John Morgan assistait et m'aidait à cette opération.

Revenons maintenant à notre historique. Jusqu'ici je me suis contenté de vous exposer brièvement la pratique généralement suivie, pour le traitement chirurgical des calculs, dans les principales capitales de l'Europe, avant ces cinq ou six dernières années. Mais, en 1878, le professeur Bigelow, de l' « Harward University » de Boston, émit une doctrine qui marque un très réel progrès pour le broiement et l'aspiration en une seule séance. Quels que fussent le volume et la nature du calcul, à condition toutefois que la lithotritie fût praticable, il posait en principe que la vessie devait être totalement débarrassée en une fois et qu'on n'y devait laisser, autant que possible, aucun fragment pour une seconde intervention. Le chirurgien de Boston s'appuyait sur cette théorie que les fragments broyés, demeurés dans la cavité vésicale, sont beaucoup plus offensifs pour elle et beaucoup plus dangereux pour le malade, à cause de la cystite consécutive, qu'une séance prolongée, nécessitant de nombreuses et longues introductions d'instruments. Une opinion aussi hardie ne manqua pas de provoquer quelque surprise. La disparition complète de la pierre en une seule séance ne constituait pas, à vrai dire, une innovation ; souvent on avait agi de cette façon pour de petits calculs. Ce qui actuellement soulevait de nombreuses objections, c'était l'idée de traiter ainsi des pierres volumineuses et de remplacer une courte séance de quelques minutes par une autre, pouvant durer deux heures et même davantage, d'après ce que disait M. Bigelow lui-même. Néanmoins, je dois avouer qu'ayant apprécié plusieurs fois l'avantage qu'il y avait à débarrasser de tous ses fragments une vessie atteinte de cystite aiguë, j'étais tout disposé à adopter la nouvelle doctrine. Aussi la mis-je de suite en pratique, sans instrument nouveau toutefois, et je me convainquis bientôt de sa haute valeur dans les vingt premiers cas où j'ai expérimenté cette méthode. Le professeur Bigelow, en outre, employait et conseillait des sondes évacuatrices beaucoup plus larges et des lithotriteurs plus puissants que ceux de l'ancienne lithotritie. Mais, à l'usage, on a reconnu que ces instruments étaient pour la plupart inutiles et que, de plus, ils pouvaient être la cause de différents accidents, surtout dans des mains n'en ayant pas une expérience suffisante. Les chirurgiens américains, nous l'avons déjà vu, étaient depuis longtemps habitués à se servir, pour traiter les rétrécissements de l'urètre, d'instruments notablement plus volumineux que le croyaient nécessaire ou utile les chirurgiens de ce côté de l'Océan. Quoi qu'il en soit, ce fait eut l'avantage d'aider la méthode de Bigelow à se répandre et à se faire adopter. Il est certain pourtant que ces lourdes et formidables machines à broyer deviennent une condition absolument essentielle de succès en face des énormes pierres que l'on rencontre parfois et qui jusqu'à présent étaient justiciables de la taille ; c'est à ces cas très rares seulement que les instruments américains devraient être réservés.

Une modification de moindre valeur, mais qu'il faut cependant noter, a été aussi proposée par le professeur Bigelow ; il s'agirait de changer désormais le nom de lithotritie en celui de « *litholapaxy* ». Cette dénomination n'implique d'ailleurs aucune manœuvre opératoire qui n'ait pas été employée auparavant. Le véritable progrès réalisé par la méthode de Bigelow a été de démontrer que le broiement d'une pierre, même volumineuse, et le débarras complet de la vessie en une seule et même opération, étaient infiniment moins dangereux que l'habitude ancienne des nombreuses séances. Trente ans plus tôt, je vous l'ai dit, Heurteloup avait deviné toute l'importance de ce principe, et il avait essayé de le mettre en pratique ; il ne lui avait manqué que le secours de l'anesthésie. S'il était nécessaire de vous démontrer que la théorie de l'évacuation complète des fragments, comme complément indispensable de la lithotritie, n'est pas une innovation, je vous citerais ce détail curieux qu'Heurteloup, lui aussi, à la fin de sa carrière, avait voulu changer le nom de la lithotritie. Il appuyait cette prétention sur ce fait que non seulement il écrasait la pierre, mais qu'il évacuait en même temps artificiellement les débris, aussi complètement que possible. Le terme qu'il désirait introduire dans le langage chirurgical pour désigner sa méthode de broiement et d'évacuation, était celui de « *lithocénose* », qui vient de λιθος, pierre, et χένωσις, extraction[1]. Mais, bien que le procédé fût alors réellement nouveau, l'appellation nouvelle ne fut pas adoptée, et le terme primitif de « *lithotritie* » persista jusqu'à nos jours. En effet ce changement de nom ne devait trouver aucune faveur près des chirurgiens, aussi bien étrangers qu'anglais : quiconque connaît l'histoire de la lithotritie sait que l'évacuation artificielle constitue un temps nécessaire de l'opération depuis cinquante-cinq ans au moins, et que ce temps opératoire n'a pas cessé de croître en importance, à mesure que les chirurgiens devenaient plus habiles et qu'ils se décidaient à exécuter un broiement plus parfait qu'autrefois.

1. « L'évacuation rapide de la vessie préoccupait si bien Heurteloup qu'il traduisait sa pensée par un mot nouveau, celui de lithocénose (λιθος, pierre, et χένωσις, extraction), expression curieuse à rapprocher de celle de litholapaxie que propose aujourd'hui M. Bigelow. « — *Des modifications modernes de la lithotritie,* par le Dr Kirmisson. Thèse de concours pour l'agrég. Paris, 1883, page 4.

Après cette leçon consacrée à l'étude historique de la lithotritie et aux transformations et progrès divers qu'a subis cette opération depuis sa découverte jusqu'à l'heure actuelle, nous aborderons la prochaine fois les détails opératoires d'une séance telle que je la pratique aujourd'hui et je vous ferai connaître les instruments de broiement et d'évacuation auxquels vous devrez accorder la préférence,

LEÇON VIII

De la lithotritie en une séance. — Conditions générales que doivent rem-
plir les instruments de broiement et d'évacuation. — Il est inutile de préciser très exactement à l'avance la nature et les dimensions du calcul. —
Dilatation préalable de l'urètre. — Lithotriteurs, aspirateurs et sondes
évacuatrices. — Broiement et évacuation. — Soins consécutifs à donner à
l'opéré. — Statistique des 211 calculeux opérés par sir Henry Thompson
depuis la fin de l'année 1878, (15 par la taille, 196 par la lithotritie en une
seule séance, sauf deux). — De la pierre dans la vessie et des opérations de
la pierre autrefois et aujourd'hui. — Récidives des calculs nécessitant de
nouvelles lithotrities.

Messieurs,

Depuis plus de cinq ans, je fais la lithotritie en une
seule séance ; aussi je puis parler maintenant de ses qualités et de ses défauts, avec une connaissance de cause
plus complète, je crois, que presque aucun autre chirurgien. Actuellement, la nouvelle méthode n'a pas encore
été acceptée en totalité sur le continent : à Paris, on la
pratique, mais avec de très grandes précautions, et en partie seulement[1]; à Vienne, elle a reçu un accueil de plus en

---

1. En Amérique, M. Bigelow et les adeptes de sa méthode regardent
comme nécessaire de toujours broyer le calcul et surtout d'en *évacuer* les
débris *complètement en une seule séance* (litholapaxie). A Paris, le professeur Guyon et ses élèves se résignent, dans certains cas déterminés, à
laisser quelques fragments dans la vessie, à condition que le broiement
et l'évacuation aient été poussés très loin dans une première séance.
Mais c'est à deux séances au maximum que se réduit la lithotritie même
des calculs volumineux : l'une, très prolongée, d'une demi-heure ou

plus favorable et elle est devenue la règle dans cette ville[1]. Mais, dans ces deux capitales, on ne l'applique pas aux calculs très volumineux, et l'on préfère encore la taille pour ces pierres dures qui dépassent en poids une once et demie (45 grammes). Je reviendrai un autre jour sur ce point; je me contenterai aujourd'hui de vous exposer brièvement les résultats de ma propre expérience en ce qui touche la *lithotritie en une séance*. Et, à cet effet, nous commencerons par examiner les *instruments* nécessaires à l'opération et par en étudier le *mode d'emploi* qui remplit le mieux le but qu'on se propose.

En premier lieu, et pour tout instrument en général, il faut reconnaître l'importance qu'il y a à n'infliger aucun traumatisme inutile à l'urètre et à la vessie. Vous devez donc toujours choisir, pour broyer et évacuer, des lithotriteurs et des sondes aussi fins que possible, tout en étant proportionnés comme puissance et comme dimensions au cas particulier. L'énorme majorité des calculs rencontrés

même d'une heure de durée, souvent suffisante; l'autre, petite ou moyenne, souvent inutile. Cette séance complémentaire a ce bon résultat d'éviter des répétitions et une prolongation exagérée de manœuvres qu'une vessie fatiguée tolère mal, et qu'un chirurgien, fatigué lui aussi, n'exécute plus au bout d'une heure avec la même dextérité qu'en commençant. Bien entendu, entre les deux séances, l'opéré doit garder le repos absolu au lit dans le décubitus dorsal et n'uriner que dans cette position, afin d'éviter l'engagement des fragments. Mais, chez les jeunes sujets et les adultes, dépourvus d'une prostate suffisamment saillante et d'un bas-fond vésical assez profond, le principe de Bigelow s'impose : *il faut débarrasser leur vessie complètement en une seule séance*, sinon ne pas entreprendre la lithotritie.

Telles sont les *précautions*, très sages à notre avis, avec lesquelles le professeur Guyon et l'école de Necker pratiquent aujourd'hui la lithotritie de Bigelow. (R. J.)

1. En Allemagne, elle a été très peu pratiquée, mais à Vienne elle semble avoir été définitivement adoptée par Dittel, Billroth et Ultzmann, qui n'ont d'ailleurs introduit que des modifications légères au manuel opératoire. En Hollande, en Italie, à Copenhague, à Pesth, elle a été accueillie avec faveur, d'après M. Desnos. (R. J.)

par un chirurgien sont petits ; par suite il devient inutile, pour les détruire, de dilater le canal urétral, puisqu'il n'est besoin d'aucun instrument dépassant le calibre normal de ce conduit. C'est seulement quand vous vous trouverez en présence d'une pierre de dimensions exceptionnelles que vous pourrez employer des instruments qui distendent notablement l'urètre.

En second lieu, lorsque vous avez à broyer une pierre quelconque, surtout si elle est volumineuse, il est indispensable de ne se servir que d'instruments de construction très simple et non susceptibles de se déranger facilement pendant leurs manœuvres intra-vésicales. Dans certains cas, la présence de nombreux fragments, mélangés avec du mucus visqueux et peut-être même avec quelques caillots sanguins, réclame une prolongation de la séance ; et il arrive parfois que des lithotriteurs ou des sondes, qui fonctionnaient parfaitement bien quand vous les avez essayés hors de la vessie, dans l'eau par exemple, présentent quelque défaut dans leur jeu pendant l'opération. Aussi, dans la construction des instruments, la simplicité est-elle la qualité que vous devez rechercher avant toutes les autres.

Supposons que la présence d'une pierre dans la vessie ait été reconnue avec la sonde, chez un homme adulte d'un certain âge. Il est à peu près certain que les renseignements obtenus par le contact donnent ordinairement une idée suffisamment nette du volume et de la nature du calcul. En règle générale, un diagnostic très précis en ce qui concerne ces deux conditions n'est plus nécessaire, comme autrefois. Quand l'application de la lithotritie était limitée aux pierres ne dépassant pas un pouce et demi (4 centimètres) de diamètre, il était indispensable d'apprécier exactement chaque fois les dimensions de celle-ci à l'aide d'un mode de mensuration facilement praticable.

Mais aujourd'hui le domaine de cette même lithotritie
s'est considérablement étendu, et l'on se borne à rechercher si le calcul est extraordinairement volumineux et
dur et s'il existe dans le canal quelque étroitesse anormale ; dans une main expérimentée, la sonde ordinaire
suffit presque toujours pour élucider ces deux points. La
plupart du temps, il est inutile, et par là même imprudent, selon moi, de pousser plus loin l'exploration directe
et le diagnostic, avant que le malade anesthésié soit
étendu sur la table d'opération ; alors, le chirurgien a
toute liberté d'exercer son jugement et d'accomplir ce
que réclament les circonstances [1].

Lorsque le malade est ainsi préparé à subir l'opération, j'ai l'habitude d'introduire dans le canal une sonde
en métal, conique et assez volumineuse (Fig. 18), du
n° 15, par exemple, de la filière anglaise (n° 26 de la
filière française). Je détermine de cette façon, avant de
toucher au calcul, l'importante question du calibre de
l'urètre. Si ce dernier est normal, comme il l'est dans
l'immense majorité des cas, l'instrument ne rencontre
aucun obstacle, et l'on peut alors, quand la pierre est
grosse, passer successivement des sondes n° 16, et même
n° 17 (n°s 27 et 28 de la filière française). Je parle en ce
moment d'hommes adultes d'un certain âge, en d'autres

1. C'est également l'habitude du professeur Guyon, que nous avons
toujours vu préciser avec une exactitude presque mathématique les dimensions d'un calcul par le seul moyen de la sonde exploratrice en argent et à l'aide d'une petite manœuvre extrêmement simple. Jamais le
chirurgien de l'hôpital Necker n'emploie de lithotriteur-explorateur.
Quand il a des doutes sur la possibilité d'une lithotritie à cause du volume et de la dureté du calcul, il fait tout préparer en vue de la taille
hypogastrique : dès que le malade est dans la résolution chloroformique,
il essaye le broiement à l'aide d'un lithotriteur fenêtré n° 3, se servant
même du marteau pour fermer l'instrument et faire éclater la pierre ;
lorsque ces tentatives sont reconnues inutiles, il procède à la cystotomie
sus-pubienne. (R. J.)

termes ayant atteint ou dépassé la soixantaine. Chez ces malades, en effet, l'urètre est certainement plus large que chez ceux de trente à cinquante ans, c'est-à-dire qu'il est plus complètement dilatable. Aussi l'introduction de ces sondes est-elle d'ordinaire et dans certaines limites tout à fait inoffensive, bien que parfois il se produise une petite éraillure très superficielle de la muqueuse urétrale. Avec

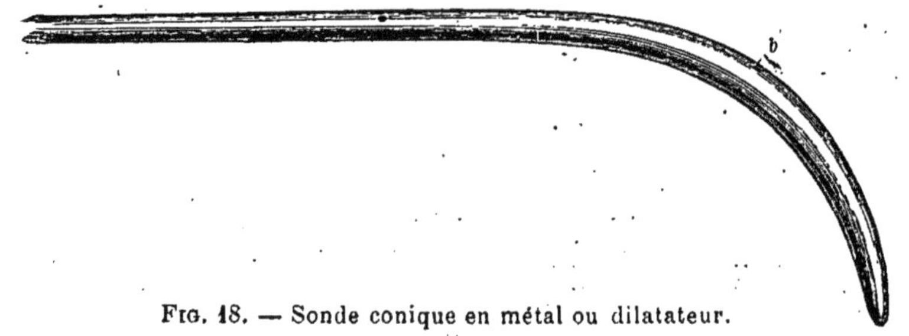

Fig. 18. — Sonde conique en métal ou dilatateur.

un canal qui admet facilement un n° 16 (n° 27 de la filière française), presque tout est possible ; mais, puisque les n°s 17 et 18 (n°s 28 et 30 de la filière française) peuvent ensuite passer sans danger, pourquoi ne pas aller jusque-là ? Le n° 16 (n° 27 de la filière française) suffit, je le répète, pour presque tous les calculs ; cependant, en présence d'une pierre pesant deux onces environ (60 grammes) ou davantage, il m'arrive souvent d'employer les plus forts calibres que je viens de vous désigner. Quoi qu'il en soit, je n'ai jamais été forcé de dépasser le n° 18 (n° 30 de la filière française). Quand le calcul est petit, le n° 14 (n° 25 de la filière française) est amplement suffisant, et là il n'y a pas de raison pour aller au delà. C'est le calibre qui était habituellement employé avec l'instrument primitif de Clover en 1866, et il répondait parfaitement à toutes les indications ordinaires [1].

1. A Necker, la dilatation du canal, et même l'urétrotomie interne s'il le faut, sont pratiquées dans les jours qui précèdent la lithotritie :

Le lithotriteur va être introduit. Pour une pierre de petite ou de moyenne dimension, celui que je crois le meilleur est un instrument léger et demi-fenêtré, c'est-à-dire, dont la partie inférieure de la branche mâle pénètre dans la branche femelle pour éviter l'accumulation des débris calculeux, tandis que la partie supérieure est plate et broie le calcul en petits fragments (Fig. 19). Ce modèle convient à la lithotritie d'un très grand nombre de pierres, même d'acide urique, pourvu que celles-ci n'aient pas

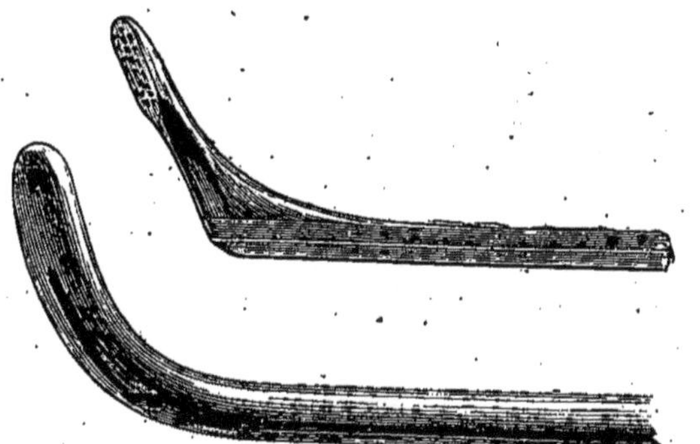

Fig. 19. — Lithotriteur semi-fenêtré.

plus d'un pouce et demi de longueur (4 centimètres). Pour faire éclater un calcul de cette dernière dimension ou pour en fragmenter un plus volumineux, un lithotriteur à mors complètement fenêtrés est nécessaire. Il y a, en outre, d'anciennes formes de mors, employées depuis cinquante ans, qui ne peuvent, je crois, être surpassées ; les modèles qu'on a imaginés jusqu'à présent sont si nombreux qu'il serait difficile aujourd'hui d'en inventer un nouveau.

Les dimensions et la puissance du lithotriteur doivent

l'urètre est ainsi habitué au contact des instruments. Rarement on dépasse la bougie (en gomme) n° 25 ou 26. L'incision du méat, qui est si souvent nécessaire, n'est au contraire pratiquée qu'au moment de la lithotritie, dès que le malade est anesthésié. (R. J.)

varier, comme je vous l'ai déjà dit, avec la nature et le volume du calcul qu'il s'agit de broyer. Voici les modèles dont je me sers habituellement. (Fig. 20 et 21.)

Lorsque l'on a ainsi fragmenté une pierre volumineuse et qu'on a produit une quantité très notable de débris, avant de pousser plus loin le broiement, il faut retirer le

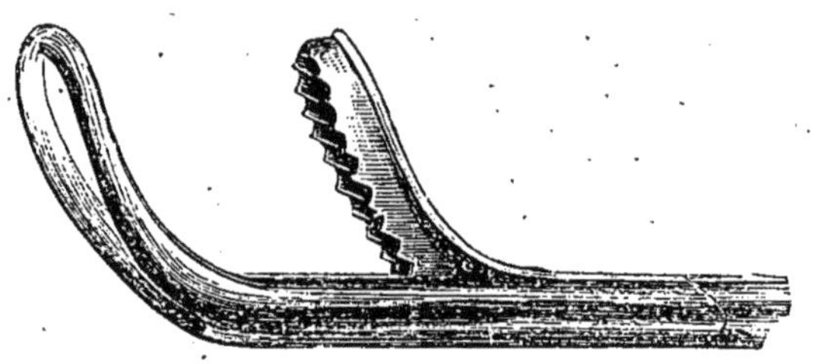

Fig. 20. — Lithotriteur fenêtré ordinaire; excellent modèle.

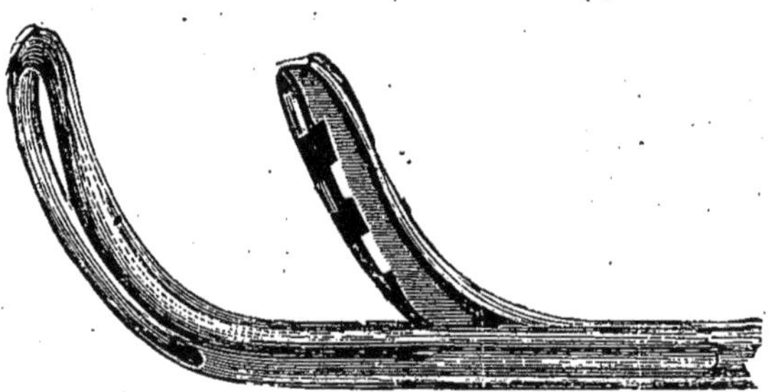

Fig. 21. — Autre excellent modèle.

lithotriteur et le remplacer par une sonde évacuatrice, à laquelle on fixe l'aspirateur, et l'on extrait de cette façon déjà un certain nombre de fragments. Cela fait, avec un instrument plus léger on complète le broiement, et l'on évacue de nouveau. Au bout de ce temps, très probablement, les fragments qui restent ne sont pas considérables, et une troisième introduction du lithotriteur, suivie d'une aspiration, arrive à débarrasser totalement la vessie. Quand un ou deux fragments viennent battre contre le bec de la sonde et font entendre un cliquetis caractéristique,

c'est qu'ils ne peuvent sortir à cause de leur volume;
aussi, avant de terminer l'opération, un dernier broiement est-il encore indispensable. A cet égard, pour la recherche comme pour la pulvérisation de ces derniers

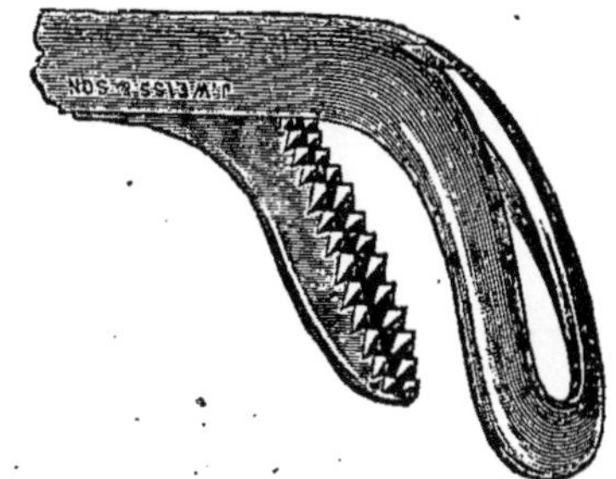

FIG. 22. — Lithotriteur fenêtré très puissant.

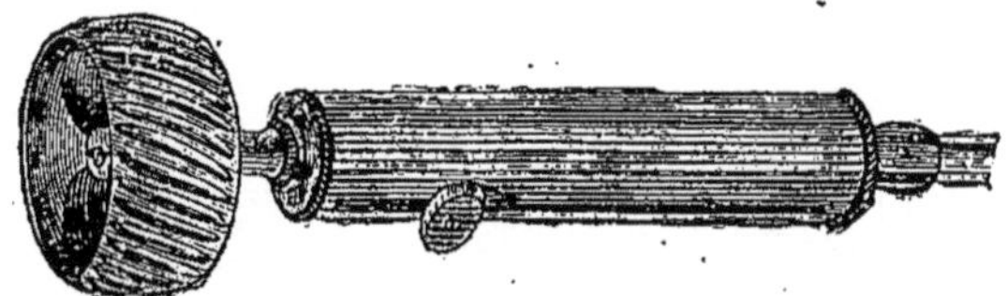

FIG. 23. — Armature cylindrique des lithotriteurs fenêtrés.

fragments, il n'est rien d'aussi commode qu'un petit
lithotriteur; et le débarras total de la vessie ne sera pas
difficile, si vous vous servez d'un bon aspirateur et d'une
sonde évacuatrice nº 16 (nº 27 de la filière française)[1].

1. Tel est à peu près aussi le manuel opératoire du professeur Guyon,
qui après avoir fragmenté suffisamment le calcul avec un lithotriteur
fenêtré plus ou moins puissant suivant le volume et la dureté de la
pierre, se sert ensuite d'un lithotriteur plus petit, souvent à mors plats,
pour parfaire plus rapidement la pulvérisation. Car on sait toute l'importance que le chirurgien de l'hôpital Necker attache au broiement
qu'il pousse aussi loin que possible avant de commencer l'évacuation,
contrairement à M. Bigelow qui s'occupe plutôt de l'aspiration que du
broiement. En outre, M. Guyon a conservé le procédé d'évacuation avec
les lavages à la seringue, qu'il associe d'ailleurs presque toujours à l'aspirateur et qui continue de lui donner d'excellents résultats surtout
dans les vessies très contractiles. Enfin ajoutons qu'à Necker le nombre
des introductions instrumentales est toujours aussi restreint que possible. (R. J.)

En ce qui concerne les aspirateurs, l'instrument primitif de Clover, si simple qu'il en est presque grossier, constitue néanmoins un excellent appareil; avec quelques modifications, il est meilleur que beaucoup de modèles inventés depuis ces années dernières. Dans mon aspirateur, j'ai fait pratiquer à la partie supérieure de la poire en caoutchouc une ouverture munie d'un robinet et d'un

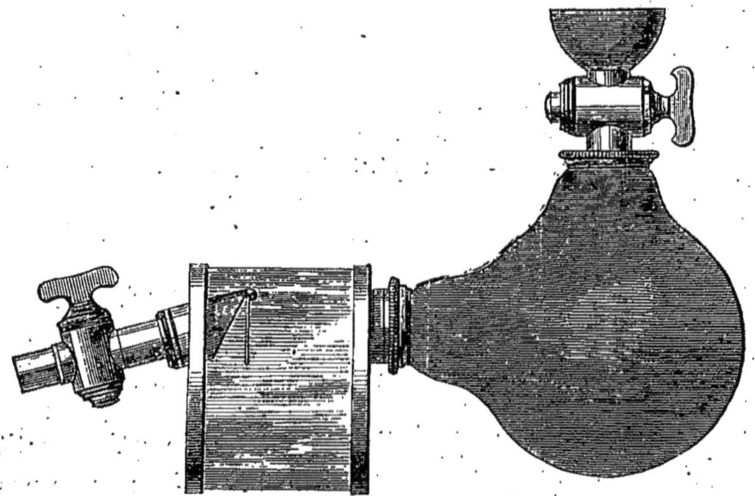

Fig. 24. — Dernier modèle d'aspirateur de sir Henry Thompson, avec la valve en toile métallique s'ouvrant dans le récipient de verre.

entonnoir, grâce auxquels je puis facilement emplir l'appareil et en expulser l'air qui s'y serait introduit accidentellement. En outre, j'ai augmenté les dimensions et la puissance de l'instrument, afin de l'appliquer à des calculs plus volumineux qu'autrefois. Enfin, l'an dernier, j'ai ajouté une mince valve en toile métallique s'ouvrant dans le récipient de verre ; elle est située à l'embouchure de l'ajutage sur lequel on adapte la sonde évacuatrice, et, par son jeu, elle permet aux fragments d'entrer dans le récipient, mais non d'en sortir ; de plus, son fonctionnement, toujours placé sous l'œil de l'opérateur, peut être aisément surveillé. (Fig. 24 et 25.) Ainsi, on ne risque plus de laisser quelque fragment dans la vessie ; les puissants aspirateurs dont nous disposons aujourd'hui arrivent à la débarrasser si complètement que toute autre intervention devient inutile. Aucune sonde ne parviendra à découvrir les derniers fragments comme le fait la sonde évacuatrice, contre laquelle on les sent et on les entend frapper dans le remous produit par le courant d'eau [1].

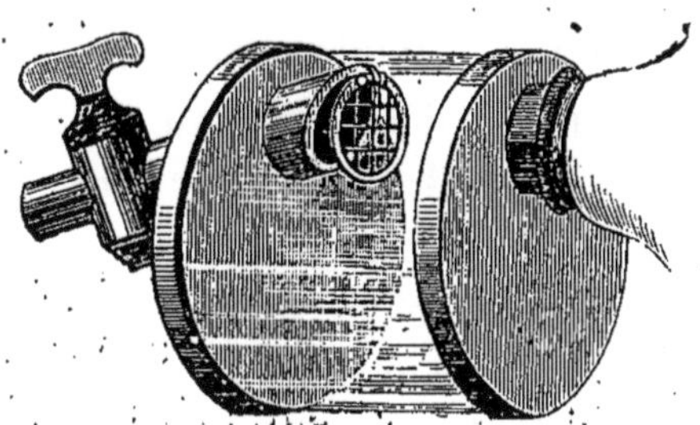

Fig. 25. — Le récipient de verre vu séparément, pour montrer le jeu de la valve.

Après l'opération, le malade garde le lit ; il ne réclame d'ordinaire aucun soin spécial. Quelquefois pourtant, il peut avoir une légère cystite traumatique que vous combattrez surtout par le repos absolu au lit, et aussi par des

1. L'aspirateur dont se sert actuellement le professeur Guyon est une modification de celui de sir Henry Thompson (modèle 1880), lequel était lui-même une modification de celui de M. Bigelow. Les perfectionnements apportés en 1881 par M. Guyon consistent en 1° la mobilité de l'ajutage en caoutchouc qui permet de varier la position du bec de la sonde aspiratrice dans la vessie sans bouger l'appareil ; 2° l'interposition d'un index de verre dans cet ajutage, grâce auquel l'œil peut suivre l'entrée des fragments ; 3° dans l'adjonction d'une toile métallique entre le ballon de caoutchouc et le récipient en verre, qui empêche les fragments d'être aspirés par le ballon et par conséquent d'être refoulés à chaque pression dans la vessie. D'ailleurs, sir Henry Thompson a compris, lui aussi, la nécessité de ce perfectionnement, puisque dans son dernier modèle (1883) il a fait ajouter la valve en toile métallique dont il a parlé plus haut. (R. J.)

alcalins destinés à neutraliser l'urine, par les bains de siège chauds, par un régime doux, etc. Vous devrez veiller également avec grande attention à la rétention d'urine qui pourrait se manifester et persister si vous n'y apportiez remède ; mais, d'un autre côté, il faut éviter et s'interdire tout cathétérisme inutile et non justifié. Parmi les moyens thérapeutiques employés pour guérir rapidement une cystite subaiguë ou chronique à la suite d'une lithotritie, aucun n'égale en efficacité les injections pratiquées avec une solution faible de nitrate d'argent ; leur effet est parfois pour ainsi dire instantané. La solution dont je me sers habituellement au début n'est que d'un demi-grain (3 centigrammes environ) de sel pour 4 onces (125 grammes) d'eau chaude ; j'arrive graduellement à employer une solution trois fois plus forte, mais sans presque jamais dépasser cette dose. D'ordinaire, une seule injection par jour, quelquefois deux, continuées pendant trois ou quatre jours, suffisent pour supprimer les symptômes douloureux et pour rendre l'urine claire et normale [1].

J'ai commencé à traiter tous les calculs, même ceux de dimensions considérables, par une seule séance de lithotritie vers la fin de l'année 1878. La première fois il s'agissait d'un calculeux vu avec sir Spencer Wells, lequel assistait à l'opération ; la vessie fut débarrassée, par le lithotriteur et l'aspirateur, d'une pierre de moyen volume en moins de dix minutes.

---

1. La cystite succédant à la lithotritie est très rare à l'hôpital Necker (Voy. les thèses déjà citées de Desnos, Hache et Boussavit) : c'est même le contraire qui s'observe parfois, en ce sens qu'un calculeux qui avait de la cystite avant l'opération en est débarrassé par la lithotritie, en même temps que de sa pierre. Néanmoins, quand cette complication se produit, elle n'est traitée que par les moyens médicaux, sans aucune introduction d'instruments dans la vessie, même pour des lavages avec la solution argentique. (R. J.)

Depuis lors, j'ai appliqué la lithotritie en une séance à tous les cas où le broiement semblait possible, à deux exceptions près que je vais vous signaler dans un instant [1].

Le nombre total d'hommes adultes que j'ai opérés de la pierre depuis cette époque, remontant actuellement à cinq ans passés, est de 211.

Parmi ces 211 calculeux, 15 ont subi la taille : c'étaient en général les cas les plus désespérés ; il y a eu 7 morts.

Ceux qui restent, c'est-à-dire 196, ont été traités par la lithotritie.

L'un de ceux-ci était un gentilhomme portugais auquel M. Clover jugea prudent de n'administrer le chloroforme que pendant un temps très restreint. Cinq séances furent consacrées à l'extraction complète de son calcul, qui pesait au moins 787 grains (43 grammes environ); ce malade guérit parfaitement.

Un autre avait une volumineuse pierre d'oxalate de chaux qu'à cette époque (mars 1880) je préférai broyer en quatre séances : les débris calculeux pesaient 640 grains (35 grammes environ). Sa santé est aujourd'hui excellente.

Tous les autres malades ont été opérés en une seule séance ; ils sont au nombre de 194, parmi lesquels 10 ont succombé ; soit une mortalité de 5 pour 100 [2].

---

1. Voir la note placée au bas de la page 168, et consulter la thèse déjà citée du Dr Desnos au sujet des 226 calculeux adultes (âge moyen : 62 ans) que le professeur F. Guyon a opérés par la lithotritie du milieu de l'année 1878 au mois de mars 1882. Jusqu'à 1880, il abandonnait le broiement avant qu'il ne fût complet, quand le temps écoulé était relativement considérable ; mais, depuis cette époque, il a reconnu que la prolongation des séances était inoffensive, et à Necker, quand l'opération n'est pas achevée en une fois, c'est qu'il n'en peut être autrement. (R. J.)

2. La mortalité chez les 226 calculeux ayant subi la lithotritie et

Donc, sur les 211 calculeux ayant subi soit la taille, soit la lithotritie, il y a eu 17 morts, ce qui nous donne 8 pour 100 de mortalité totale.

L'âge des malades dépassait, en moyenne, 60 ans [1].

Voilà des résultats qui, j'ose le dire, n'ont été atteints jusqu'à présent par aucun autre mode de traitement : cette comparaison sera d'ailleurs développée plus au long tout à l'heure.

Il faut ajouter que mes quinze opérations de taille ont été pratiquées presque toutes dans la première moitié de cette période s'étendant de la fin de l'année 1878 jusqu'à l'heure actuelle. Plusieurs de ces tailles auraient pu être remplacées par la lithotritie, si j'avais eu à les exécuter à une date ultérieure ; et sans doute la mortalité eût été moindre. Car si nous envisageons seulement la seconde moitié, c'est-à-dire les 125 derniers cas, comprenant 4 tailles et 121 lithotrities, nous n'avons que 6 décès, en d'autres termes une mortalité de 5 pour 100 à peine.

J'ai eu à traiter plusieurs pierres d'acide urique et une d'oxalate de chaux, dont le poids était notablement supérieur à 1 once (30 grammes). Le plus volumineux calcul urique que j'aie broyé et évacué en une seule séance pesait 2 onces 3/4 (85 grammes environ) ; la séance dura une heure et dix minutes. L'opéré, qui avait 70 ans, guérit complètement : il m'avait été envoyé par le Dr Travers, de Kensington. Celui-ci assistait à l'opération et soigna son malade avec le plus grand zèle.

On ne saurait proclamer trop haut l'excellence de sem-

dont le Dr Desnos rapporte les observations dans sa thèse (page 232), est exactement la même que celle indiquée par sir Henry Thompson pour ses opérés. Sur 226 cas, M. Guyon a obtenu 214 guérisons et n'a eu que 12 morts. (R. J.)

1. L'âge moyen des 226 lithotritiés de M. Guyon était de 62 ans 3 mois (Thèse de Desnos, page 201). (R. J.)

blables résultats : et, en vérité, il n'y a rien à ajouter aux chiffres que je viens de vous signaler. Le succès dépasse tout ce qu'on oserait espérer en opérant des hommes ayant plus de 60 ans et pour des calculs de toutes les dimensions.

Comme conclusion à tirer de ces faits, nous pourrions dès maintenant admettre, je crois, que la lithotritie en une séance tend à prendre définitivement la place de la taille chez les adultes atteints de calcul, excepté chez ceux dont la pierre est extraordinairement volumineuse. Mais une analyse sinon comparative, du moins parallèle, de la pratique des deux méthodes par les chirurgiens anglais pendant le siècle actuel vous sera exposée dans la prochaine leçon et vous fournira des données suffisamment précises pour que vous puissiez vous former à cet égard une opinion qui ne laissera plus, je pense, subsister aucun doute dans votre esprit.

Vous vous souvenez que, dans la leçon précédente, nous avons étudié le développement graduel de la lithotritie et ses fluctuations diverses par rapport à l'ancienne opération pratiquée avec le bistouri. Nous avons vu que les partisans de la taille, après avoir essayé d'y introduire quelques modifications nouvelles, avaient à peu près abandonné le terrain, et que ce terrain avait été gagné par la lithotritie, à mesure que s'augmentaient ses garanties de succès. Enfin une expérience, pouvant être regardée comme complète maintenant, a permis aux chirurgiens de conclure que le broiement et l'évacuation d'une pierre vésicale constituent le mode de traitement des calculeux le meilleur et le plus capable d'éviter les accidents dans l'immense majorité des cas.

Aujourd'hui on est arrivé, pour ainsi dire, à ne plus avoir besoin de comparer l'une à l'autre les deux opéra-

tions qui ont cessé d'être sur le pied d'égalité et, par conséquent, rivales. C'est seulement quand l'une est reconnue
impossible qu'on a recours à l'autre. Aussi, la lithotritie.
est-elle devenue la règle, et la taille la très rare exception ; si cette dernière est encore parfois pratiquée, c'est
dans les cas où la première ne peut, pour certaines raisons, être exécutée. Le temps est proche, si même il n'est
pas venu, où l'on tracera avec précision les limites exactes
et les indications relatives des deux procédés. L'opinion
est déjà faite à cet égard, et, en raison de l'assentiment
presque unanime, elle possède un caractère d'autorité
beaucoup plus durable et plus décisif que tout ce qui a pu
être dit ou écrit sur le sujet depuis l'invention de la méthode de broiement.

Avant d'entrer dans les détails de cette intéressante
discussion, que nous aborderons bientôt, deux questions
préliminaires doivent tout d'abord être étudiées. Elles
méritent, comme je vous le ferai comprendre, une assez
sérieuse considération, qui peut-être, à première vue,
ne semblerait pas aussi nécessaire et aussi importante
qu'elle l'est en réalité.

La première question est la suivante : « Que doit-on
entendre désormais par l'expression : *pierre dans la vessie?* » La nécessité de préciser et, si possible, d'expliquer
la signification de ce terme, s'impose évidemment.

La seconde concerne la gravité de la lithotritie mo-
derne. Avant ces dernières années, l'opération en une
séance aurait été et était même considérée comme extrêmement dangereuse ou à peu près; mais maintenant con-
stitue-t-elle un simple épisode dans l'histoire d'un calcul?
peut-on la répéter sans crainte plusieurs fois en cas de récidive du calcul? et ne revêt-elle jamais les proportions
formidables qu'on lui attribuait jadis?

L'importance de ces deux questions vous paraîtra certainement évidente dans quelques instants.

Nous allons d'abord essayer d'arriver à une définition exacte de ce mot « pierre dans la vessie » : que devra-t-on comprendre à l'avenir par cette expression?

Quand, pour le traitement des calculs, on n'avait à sa disposition que la taille, à une époque antérieure à la découverte de l'anesthésie, les proportions effrayantes de l'opération empêchaient presque constamment le chirurgien de la proposer et le malade de l'accepter tout d'abord ; alors les symptômes de plus en plus douloureux se prolongeaient et, pendant ce temps, la pierre ne diminuait pas. D'ailleurs, les chirurgiens du xviiie siècle s'imaginaient généralement qu'il n'était pas toujours bon d'attaquer un calcul, dès qu'on avait découvert sa présence ; s'il était petit, il fallait mieux attendre qu'il fût « mûr » (pour employer une expression alors en vogue), ou, en d'autres termes, qu'il eût un peu augmenté de volume avant qu'on l'opérât. En outre, il était tout à fait rare d'opérer le même individu deux fois. Quand un malade avait passé par toutes les épreuves d'une première taille et qu'il avait la mauvaise fortune de fabriquer un second calcul, il éprouvait une répugnance bien naturelle à subir une nouvelle opération, que tout chirurgien prudent hésitait du reste à lui conseiller. Aussi, bien qu'à cette époque, comme maintenant, une deuxième intervention fût parfois nécessaire, on s'y résignait rarement. On cite l'histoire de deux ou trois calculeux qui ont été assez heureux pour survivre à une troisième taille ; mais ce sont là des faits plus qu'exceptionnels [1].

1. Parmi les 704 cas rapportés par Crosse et qui ont été observés à « Norwich Hospital » jusqu'à 1830, douze calculeux seulement avaient

En conséquence, un grand nombre de malades mouraient de leurs calculs, soulagés temporairement, il est vrai, par les moyens médicaux, et sans avoir subi aucune opération. Je suis absolument certain de rester dans les limites de la vérité en soutenant qu'au siècle dernier, parmi les calculeux adultes, à peine un sur cinquante a été opéré ; et, je ne crois même pas que cette proportion soit aussi élevée. Bien qu'elle existât réellement, la pierre souvent n'était pas soupçonnée et encore moins recherchée, et ses symptômes étaient attribués en général à la « *strangurie* », vieux mot qui autrefois servait à englober sous une même dénomination plusieurs affections urinaires, qu'on n'avait pas encore su distinguer les unes des autres. Si l'on pratiquait une exploration vésicale dans le but de découvrir un calcul, la plupart du temps celle-ci restait négative : les instruments, en effet, étaient très défectueux, et, en outre, on n'avait pas l'habitude de leur maniement et surtout des sensations de contact qu'ils permettent de percevoir. Un très petit nombre d'habitants des provinces, en Angleterre, pouvaient ou voulaient se soumettre à l'opération ; l'insuffisance des moyens de transport, à cette époque, rendait une journée de voyage bien dure et bien fatigante, presque impossible même, pour un malade qui souffre. Aussi les lithotomistes qui allaient de ville en ville rendaient-ils d'énormes services et étaient-ils attendus avec impatience dans certains pays. Mais, d'un autre côté, la crainte de l'opération en elle-même et de ses dangers empêchait beaucoup de malades, qui se trouvaient à portée d'un chirurgien, de l'appeler à leur aide. Par suite, les enfants représentent une bonne partie des opérés de l'ancien temps ; incapa-

été observés une seconde fois, 7 étant âgés de moins de 20 ans. (*Treatise on Urinary Calculus*, page 164; J. G. Crosse. Londres, 1835.)

bles de manifester leur volonté sur ce sujet, ils étaient
sans difficulté remis entre les mains de l'opérateur, d'autant qu'on n'ignorait pas que pour eux l'opération était
relativement moins périlleuse qu'à un âge plus avancé.
Les observations de Robert Smith, dont je vous ai parlé
précédemment (voir page 149), sont extrêmement intéres-
santes et très significatives sous ce rapport[1]. Pour bien
juger de l'immense distance qui sépare la chirurgie
actuelle de celle d'autrefois, il faut, je crois, avoir été en
quelque sorte en contact direct ou indirect avec les praticiens de la capitale ou des provinces avant l'introduction de l'anesthésie.

Dans la pratique des anciens chirurgiens, c'est-à-dire
jusqu'en 1830 à peu près, une opération de la pierre était
une chose de la plus haute importance, qui constituait le
point culminant de la longue série de souffrances d'un
calculeux. On la considérait comme réclamant de la part
du malade une forte dose de courage, non seulement pour
affronter les tortures de l'opération, mais encore pour
s'exposer à la chance d'un dénouement fatal. Aussi, quand
un chirurgien rapportait les quelques tailles qu'il avait
pratiquées, il y ajoutait toujours les noms et les observations entières des opérés, en ayant soin d'établir le bilan
de ses succès et de ses insuccès.

En analysant les ouvrages des anciens maîtres, il
est facile de se convaincre de l'intérêt capital qu'on
devait attacher à une taille chez l'adulte, puisque presque
toutes les opérations avaient lieu chez des enfants. Ainsi
s'explique la proportion considérable de leurs guérisons.
Comparativement à l'époque actuelle, l'intervention chi-

<hr>

1. *Med. Chirurg Trans.*, vol. XI. Après Londres, les principaux centres
où l'on pouvait recourir à des chirurgiens expérimentés étaient Norwich,
Édimbourg, Dublin, Dundee et Aberdeen.

rurgicale était vraiment rare chez les hommes d'un certain âge : ce n'est pas à dire pour cela que, chez eux, les
calculs fussent moins fréquents, car nous avons quelques
raisons de croire le contraire ; mais les motifs ci-dessus
rapportés les éloignaient de la table d'opération.

Nous ne perdrons pas notre temps, je crois, en considérant à l'appui de ce que j'avance les chiffres fournis par
l'un des plus grands chirurgiens de l'Angleterre, Cheselden.
L'exposé de sa pratique de la taille, qu'il publia vers la
fin de sa carrière, renferme 213 opérations, dont 135
avec 3 morts chez des enfants au-dessous de dix ans ;
14 seulement de ses opérés avaient plus de cinquante ans,
et parmi ceux-ci il y eut 6 morts. Pour bien vous faire
apprécier la différence que présentent de nos jours les
opérations dirigées contre les calculs, je me contenterai
de vous citer le fait suivant : sur les 812 cas qui me sont
personnels, 595 se rapportent à des hommes de cinquante ans et au-dessus ; ce chiffre est donc de plus de
quarante fois supérieur à celui de Cheselden.

Donc, aujourd'hui, contrairement à ce qui se passait
autrefois, il nous est facile de débarrasser d'une pierre
même volumineuse la vessie d'un homme âgé, sans qu'ordinairement ce dernier coure le risque de succomber,
puisque l'opération n'est vraiment dangereuse que dans
des cas très exceptionnels. Il s'ensuit qu'un calcul de
moyenne dimension est généralement attaqué dès que sa
présence est constatée dans la crainte qu'un retard ne
nécessite par la suite une intervention beaucoup plus périlleuse. Aussi, c'est en même temps le devoir du chirurgien et l'intérêt du malade de rechercher et de découvrir
le calcul d'aussi bonne heure que possible, afin de pouvoir le broyer quand il est encore peu volumineux.

En outre, et c'est là un point de la plus haute importance, on peut toujours facilement renouveler plusieurs fois l'opération, en cas de récidive du calcul, soit qu'il résulte d'une nouvelle concrétion d'acide urique ou d'oxalate de chaux, descendue du rein, soit qu'il ait comme origine de nouveaux dépôts phosphatiques dus à la stagnation de l'urine altérée dans une vessie impuissante que l'on sonde depuis longtemps. Dans ces deux cas, on recourt de temps en temps à la lithotritie, quand il en est besoin, et l'on soulage aisément le malade; sa vie, qui jadis dépendait d'une seule mais formidable opération sanglante, est maintenant ainsi indéfiniment prolongée pendant de longues années par l'intervention intermittente du lithotriteur. Il est des calculeux dont la vessie est de cette façon périodiquement débarrassée des productions phosphatiques qui s'y forment sans cesse; l'opération est aussi simple et aussi inoffensive que la ponction chez les malades affectés d'hydrocèle à répétitions. Avec la lithotritie on ne compte donc plus, comme autrefois avec la taille, une seule opération par malade. Sur les 115 lithotrities de sir Benjamin Brodie (voy. page 153), il dit lui-même qu'il en a pratiqué huit chez le même individu; aussi, il est impossible de savoir sur combien de malades ont été exécutées les 115 opérations de ce chirurgien; ce seul fait enlève beaucoup de valeur à cette statistique, qui est cependant celle d'un des premiers opérateurs de l'Angleterre. Lorsqu'il s'agit de lithotritie, pour apprécier des résultats et en tirer des conclusions profitables, il ne suffit pas de se borner à une simple énumération des cas opérés et de citer ensuite une liste aride de guérisons et de morts; il faut, pour que des observations soient utiles, produire le résumé de l'histoire entière de chaque calculeux, c'est-à-dire les débuts, le nombre d'opérations subies par le même sujet, la quan-

tité de débris enlevés à chaque séance, les incidents immédiatement consécutifs et ce qu'il est advenu du malade
par la suite. De cette façon, on a réuni des documents sérieux pour juger en connaissance de cause le mode de
traitement employé, et chaque cas constitue une véritable
contribution à la pratique chirurgicale.

Quand autrefois on parlait d'une « pierre », on comprenait qu'elle était généralement assez volumineuse,
qu'elle avait mis plusieurs années à se développer, et
qu'elle réclamait alors la taille. Aujourd'hui, il n'en est
plus de même, et cependant il faut que les chirurgiens
s'entendent sur la signification précise à donner à ce
terme. Il n'est aucunement nécessaire de tenir compte de
la composition et du poids puisqu'on est convenu de n'appeler « pierre » ou « calcul » que des productions calcaires ou autres atteignant un certain volume. Néanmoins,
lorsqu'on rencontre pour la première fois dans une vessie
un calcul, qu'il soit formé d'urate, d'oxalate ou de phos-
phate, mais en tous cas trop gros pour être expulsé par
les efforts naturels de la miction, son broiement et son
ablation (ainsi que pour les autres, s'il en existe plusieurs),
enfin le débarras complet de la vessie, constituent évidemment une « *Opération de la pierre* », que le ou les calculs
soient volumineux ou au contraire petits. Si la pierre est
encore de petite dimension, sa découverte est une bonne
fortune pour le malade; car elle aurait inévitablement
augmenté si on ne l'avait pas constatée, et alors les dangers de l'opération se seraient naturellement accrus en
proportion [1].

1. En 1882, alors que j'avais l'honneur d'être l'interne du professeur
F. Guyon, j'ai été appelé en cette qualité à donner mes soins à un calculeux, couché au lit nº 23 de la salle Civiale, et auquel mon maître fut
obligé de pratiquer la taille hypogastrique (c'était la troisième opération
de ce genre qu'il exécutait avec le procédé de Petersen). Ce malade, âgé

Comme vous le savez, des calculs se reproduisent quelquefois, et ces récidives ont lieu dans deux cas différents.

D'abord, certains malades fabriquent de temps en temps un petit gravier d'acide urique, de telle sorte que tous les deux ou trois mois, pendant plusieurs années, un petit corps, semblable à un pois, tombe dans la vessie et y reste, s'il est trop gros pour être expulsé. Ainsi ces graviers deviennent progressivement de plus en plus nombreux, en même temps que chacun d'eux augmente de volume, bien longtemps avant que des symptômes nets se manifestent et que le malade vienne consulter. Celui-ci peut profiter et retirera les bénéfices les plus marqués d'une lithotritie, répétée tous les deux ou trois ans, pendant une grande partie de sa vie : le cas de Brodie, rapporté plus haut, en est un exemple frappant. Mais, il faut remarquer qu'au moins cinq fois sur six, un tel malade arrivera, par un régime approprié, à vaincre assez vite ses tendances à fabriquer un excès d'acide urique et, par suite, des calculs.

Il est une autre catégorie de calculeux, chez lesquels

de soixante-neuf ans, avait consulté cinq ans auparavant, en 1877, mon très regretté maître le Dr Simonet, médecin de l'hôpital du Midi, pour des hématuries : ce dernier avait exploré la vessie avec la sonde d'argent et, à la suite de cet examen, avait déclaré au malade qu'il était porteur d'un *petit calcul dont il serait facile de le débarrasser par la lithotritie*. Par pusillanimité, cet individu refusa alors l'opération et attendit cinq ans avant de venir consulter à Necker. Quand il se présenta, contraint par ses souffrances extrêmes, il portait deux énormes pierres, presque identiquement semblables et extrêmement dures : après dessiccation à l'étuve, elles pesaient l'une 55 grammes et l'autre 53 grammes. La première mesurait 5 centimètres 1/2 de longueur, 4 centimètres de largeur et 2 centimètres 1/2 d'épaisseur; la seconde avait à quelques millimètres près les mêmes dimensions. M. Guyon essaya néanmoins le broiement avec un puissant lithotriteur fenêtré n° 3, mais sans résultats. La taille hypogastrique ne fut suivie d'aucun accident, et l'opéré guérit parfaitement bien et assez vite. (R. J.)

les pierres se reforment très rapidement, plus rapidement même que chez les precédents. Je veux parler de ces malades qui ne peuvent uriner que par la sonde et dont l'urine est chargée de phosphates. Dans certains de ces cas, heureusement peu nombreux, et parfois à cause des petits diverticules dont sont creusées les parois vésicales, l'urine ne peut redevenir acide, comme elle l'est normalement, et de petites concrétions phosphatiques se produisent très fréquemment et avec une étonnante rapidité. J'ai donné mes soins à plusieurs malades dont la vessie demandait ainsi à être débarrassée par le lithotriteur et l'aspirateur jusqu'à trois fois par an. A la première intervention, un calcul phosphatique de volume assez considérable peut-être a été rencontré ; et, deux ou trois ans plus tard, il y en a un autre.

Ce sont là des cas de « pierre » dans le sens primitif du mot. Mais, à la longue, les choses passent à l'état chronique : de plus petits calculs sont rapidement produits, et alors chaque lithotritie perd de son importance, si nous maintenons encore l'idée jusqu'ici attachée au terme « pierre ». Aussi, en pratique, ai-je appelé « concrétions » ces très petits calculs, dont la récidive est si fréquente : on les différencie ainsi très nettement des autres pierres, primitivement volumineuses. J'ai détruit au moins deux à trois cents de ces petites concrétions, sans leur donner place dans mes cas de calculs. Malheureusement, il n'y a pas de règle définie à cet égard, et il n'est pas aisé, je l'avoue, d'en établir une. Il est bien difficile d'éviter une fausse interprétation de ces faits, et depuis longtemps je me suis aperçu que sur ce point la porte était largement ouverte à l'erreur. Ces petites concrétions viennent fort à propos grossir et améliorer certaines statistiques de lithotrities dont j'ai eu connaissance. C'est pourquoi, dans le but de tracer une limite fixe, je crois qu'à l'avenir, quand un calcul phosphatique aura été détruit une première fois, si chez le même malade il s'en forme un second de pareille nature, pesant moins d'une drachme (2 grammes environ), on devrait refuser à ce dernier le nom de pierre et le désigner seulement sous celui de concrétion.

C'est d'après ces principes que j'ai agi en classant tous les cas sans exception, qui me sont personnels et qui sont exposés dans mon catalogue. Chaque numéro, du premier au dernier, indique, non pas une simple opération, mais un individu distinct, qui a subi soit la lithotritie, soit la taille ; autant de numéros, autant de malades différents. D'ailleurs, à côté de chaque numéro se trouvent le nom et l'âge du sujet, ainsi que la ou les opérations que je lui ai pratiquées, avec leurs résultats, et ce que j'ai pu apprendre, dans plusieurs cas, de leur histoire subséquente. Le total de mes malades s'élève à 716, et celui de mes opérations, lithotritie ou taille, à 812 ; je vous en présenterai du reste un court résumé dans la prochaine leçon.

LEÇON IX

Messieurs,

Comme je vous l'avais annoncé dans ma précédente leçon, je vais soumettre aujourd'hui à votre appréciation une série de documents du plus haut intérêt, à l'aide desquels il vous sera facile de juger par vous-mêmes les résultats des diverses opérations de la pierre, non seulement au temps où l'on pratiquait uniquement la taille, mais aussi durant cette période intermédiaire aux deux époques respectives de la taille et de la lithotritie. Car, si vous vous rappelez les rapides aperçus rétrospectifs développés dans une leçon précédente[1], touchant les opérations dirigées contre les calculs dans le siècle actuel, vous verrez

1. Voy. pages 147 et suiv.

qu'on peut diviser cette étude historique en *trois époques* distinctes :

1° Celle de la taille pure et simple : le bistouri intervient dans tous les cas;

2° Celle où la lithotritie, venant de naître, est adoptée pour quelques malades comme opération préférable à la taille, celle-ci étant réservée, pour diverses raisons, à certains autres calculeux : la proportion numérique des cas traités par l'une ou l'autre méthode diffère suivant les opérateurs, mais en somme se rapproche plus ou moins sensiblement de l'égalité;

3° Celle qui paraît maintenant établie et dans laquelle la lithotritie, en considération des résultats déjà obtenus, peut être regardée comme la règle, applicable à tous les calculs des adultes, les exceptions, sauf chez les enfants, étant extrêmement rares.

I. Pour caractériser la *première période*, c'est-à-dire celle de la taille pure et simple, il est impossible de trouver un document plus complet et plus exact que les archives de « Norfolk and Norwich Hospital ». Crosse d'ailleurs a présenté un résumé remarquable de leur contenu dans son ouvrage célèbre de 1835 ; quant aux calculs eux-mêmes, vous pouvez les voir aujourd'hui encore dans le Musée de cet établissement. Durant les soixante premières années (de 1770 à 1830) qui suivirent la fondation de cet hôpital, où la pratique chirurgicale était plus active que dans toute autre ville de province de l'Angleterre, 704 malades de tout âge subirent la taille. Sur ce nombre total il y avait :

35 femmes, avec 3 morts.
343 hommes au-dessous de vingt ans, avec 27 morts ; soit une mortalité de 1 sur 13, ou 8 pour 100.

326 hommes adultes, avec 64 morts ; **soit une mortalité de 1 sur 5, ou 20 pour 100.**

Parmi ces derniers se trouvaient seulement 75 hommes ayant plus de soixante ans, sur lesquels il y eut 22 morts ; soit 1 mort sur 3 cas 1/2, ou une mortalité de 30 p. 100 [1].

Avant l'année 1860 et après m'être mis en rapport avec presque tous les principaux chirurgiens du Royaume à cette époque, j'ai réuni 1,827 cas de taille, pratiqués dans les hôpitaux et dont j'ai examiné les détails très soigneusement. Ils sont extraits des registres d'observations des hôpitaux suivants : Birmingham, Cambridge, Guy, Leeds, Leicester, Norwich, Oxford, St-Thomas et University College. Lorsqu'une observation ne m'a pas paru complète, je ne l'ai pas acceptée ; de cette façon on obtient des données exactes. Sur ces 1,827 opérés, il y en avait 1,028 âgés de 1 à 16 ans inclusivement, avec 68 morts ou 1 sur 15. Les opérés de 17 à 58 ans inclusivement étaient au nombre de 528, avec 86 morts ou 1 sur 6. Enfin, 271 avaient de 59 à 81 ans, avec 75 morts ou 1 sur 3 1/2 environ [2].

II. Considérons maintenant la *période de transition*, qui approximativement commence en Angleterre à l'année 1835 pour se terminer entre 1860 et 1870. La pratique de deux célèbres chirurgiens vous rendra compte parfaitement, je crois, des résultats obtenus à cette époque par la taille et la lithotritie, ces deux opérations se partageant à peu près également les calculeux adultes.

Je suis heureux, tout d'abord, de pouvoir vous pré-

<hr>

1. J. G. Crosse. *Treatise of Urinary Calculus*, pages 158-164. London, 1835.

2. Sir Henry Thompson. *Traité pratique des maladies des voies urinaires*. Taille et lithotritie. Chap. VII, p. 884 Traduct. française de Campenon. J.-B. Baillière, 1881.

senter ici la statistique exacte et complète de mon vieil ami le Dr Keith, d'Aberdeen. Il me l'a confiée pour l'utiliser quand et comme je le jugerais à propos. Précédemment, j'ai déjà fait allusion incidemment à cette statistique, mais je ne crois pas pouvoir rendre un plus digne hommage à l'œuvre de cet homme si excellent et si bienfaisant, de ce chirurgien si éminent, qu'en la produisant aujourd'hui pour la première fois dans son entier devant cette assemblée. Keith opéra principalement de 1835 à 1868. Il a recueilli avec grand soin, en ne négligeant aucun détail, tous les faits qu'il a observés; ses notes, écrites de sa propre main, sont en ma possession et j'en ai fait l'analyse suivante :

Le docteur Keith a opéré 304 calculeux de tout âge. Sur ce nombre total il y avait :

4 femmes :

Taille..........................	2	} Pas de mort.
Lithotritie......................	2	

23 enfants :

Taille...........................	19	} Une mort.
Lithotritie......................	4	
	27 succès.	

277 hommes adultes :

Taille........	161 avec 38 morts :	1 sur 4 1/4	ou 24 0/0
Lithotritie ...	116 avec 7 morts :	1 sur 17	ou 6 0/0
	277 avec 45 morts :	1 sur 6 1/2	ou 15 0/0

Beaucoup d'entre vous se souviennent encore qu'en l'année 1865, sir William Fergusson, occupant la chaire où j'ai l'honneur d'être en ce moment, exposa dans cette enceinte le résumé de sa statistique. Ses cas étaient un peu moins nombreux que ceux du Dr Keith et comprenaient une plus forte proportion d'enfants.

Sir William Fergusson a opéré 271 calculeux de tout âge. Sur ce nombre total il y avait :

52 enfants, tous opérés par la taille, avec deux morts : 1 sur 26 ou 4 0/0.

219 adultes (quelques femmes en nombre inconnu) :

Taille.........	110 avec 33 morts : 1 sur 3 1/3	ou 30 0/0
Lithotritie	109 avec 12 morts : 1 sur 9	ou 11 0/0
	219 avec 45 morts : 1 sur 5	ou 20 0/0

III. Nous sommes actuellement dans la *troisième période* : chez l'adulte, la lithotritie est la règle, la taille est l'exception et ne devient que très rarement nécessaire. Et vous en avez la preuve en examinant le catalogue des cas qui me sont personnels, ainsi que ma collection de calculs, commencée un peu avant 1860. Quelques-uns de mes cas sembleraient peut-être se rattacher, par leur date, à la période précédente; mais comme, dès le début de ma carrière, j'ai toujours pratiqué la lithotritie quand elle a été possible, en réalité ma statistique appartient tout entière à la période actuelle. En France, les principes qui régnent aujourd'hui ont été pendant longtemps la règle opératoire, surtout entre les mains de Civiale; malheureusement ce chirurgien n'a laissé après lui aucun résumé sérieux de ses observations. A la vérité, il n'a jamais entrepris ce pénible et incessant travail de patience qui consiste à consigner par écrit, au jour le jour, les détails de chaque cas observé. Durant ses dernières années, il publia des mémoires périodiques de sa pratique, relatant cinquante ou soixante opérations à la fois, avec les résultats, c'est-à-dire indiquant s'il y avait eu guérison ou mort; mais ces faits étaient toujours perdus au milieu d'une foule d'autres, portant la mention « *ajourné* » ou bien « *en cours de traitement* », et plus loin on ne retrouvait plus trace de ce malade. Vous comprenez que, dans ces conditions, il est et sera toujours impossible d'établir une statistique des cas de Civiale; aucun document authentique ne cite même le chiffre des calculeux que ce chirurgien a opérés.

En Angleterre, avant 1860, comme nous l'avons vu précédemment, la lithotritie avait peu à peu gagné du terrain et était pratiquée dans un certain nombre de cas par les principaux opérateurs du Royaume ; mais presque partout on avait considérablement restreint ses indications. Néanmoins, j'étais fermement convaincu que cette opération n'était pas appréciée à sa juste valeur dans notre pays et qu'elle méritait d'être employée sur une échelle beaucoup plus vaste. C'est d'ailleurs ces idées que développait avec insistance mon premier travail sur la lithotritie, au commencement de l'année 1860 [1]. Aussi, parmi les 200 premiers adultes du sexe masculin atteints de calcul que j'eus à traiter, 48 seulement subirent la taille,

---

1. Dans cet article, intitulé « *De l'importance du diagnostic précoce et du traitement des calculs vésicaux,* » Sir Henry Thompson préconisait l'emploi habituel de la lithotritie, appliquée aux calculs dont les dimensions étaient manifestement peu considérables, et il disait :

« Il est facile d'empêcher la formation d'une pierre volumineuse dans la vessie d'un adulte, parce que sa présence peut toujours être constatée à une récente période de son développement et parce que, à cette époque, l'opération destinée à la détruire peut être pratiquée, avec une certaine somme d'habileté, dans les meilleures conditions de succès. »

« La première indication (celle d'empêcher la formation d'un calcul volumineux) est réalisée si l'on observe et l'on interprète convenablement les premiers signes qui se produisent, en d'autres termes si l'on diagnostique l'existence de la pierre, alors qu'elle est encore petite. La seconde indication est remplie par le broiement exécuté immédiatement après que le diagnostic est certain. »

Trois observations de lithotritie viennent à la suite pour corroborer ces assertions. (*The Lancet*, 21 janvier 1860.)

c'est-à-dire moins d'un quart. A partir de ce moment, la proportion de mes opérations de taille diminua graduellement, pour descendre à 1 contre 7 ou 8 lithotrities, sauf en 1878, année dans laquelle je tombai sur une véritable série de pierres très volumineuses. Mais, à la fin de cette même année, je commençai à employer la lithotritie en une séance, que, dès le commencement de 1879, je pratiquai couramment et en toute confiance. Depuis cette époque, dans une période de cinq ans et demi par conséquent, j'ai opéré 211 calculeux, dont l'âge moyen dépassait soixante ans; sur ce nombre, 196 ont subi la lithotritie et 15 la taille. Or, si l'on prend uniquement les 125 derniers, on voit que 4 seulement ont été traités par la taille, et 121 par la lithotritie en une séance, celle-ci l'emportant sur celle-là dans la proportion de 30 à 1.

Le résultat total de mes opérations, obtenu par l'application judicieuse des deux procédés pendant une période de vingt-cinq années au moins, est le suivant :

J'ai pratiqué 812 opérations chez des calculeux de tout âge. Le nombre d'individus opérés ne s'élève qu'à 716, car certains lithotrities ont dû être opérés plusieurs fois, ainsi que vous le verrez ci-après.

Mes opérations se décomposent ainsi :

13 chez des femmes, dont 10 tailles (une par la dilatation) avec 1 mort
et 3 lithotrities.

15 chez des enfants, dont 12 tailles avec 1 mort,
et 3 lithotrities.

Puis viennent 2 opérations (1 de cystotomie sus-pubienne) pour des corps étrangers récemment introduits.

Sur les 782 opérations pratiquées chez des hommes adultes, il y a :

110 tailles (1/7 du nombre total) avec 39 morts : 1 sur 3 environ ou 6 1/2 0/0.

En somme, chez les hommes (782 tailles ou lithotrities), j'ai eu 82 morts ou 1 sur 9 cas 1/2.

Soit une mortalité de 10 1/2 pour 100.

Il est à noter que, parmi ces hommes, 595 avaient plus de cinquante ans au moment de l'opération.

Je dois ajouter que, sur les 716 hommes, 61 ont été opérés une deuxième fois, à des intervalles variés, alors qu'une seconde pierre assez volumineuse s'était produite. Il est certain que ce dernier calcul était de nouvelle formation, car pendant un long espace de temps après la première opération, les symptômes avaient complètement disparu. Neuf malades ont été opérés une troisième fois, trois une quatrième fois, et deux enfin jusqu'à cinq fois.

Ces deux derniers malades, dont les opérations ont eu lieu dans une période qui dépasse douze à quinze ans, sont actuellement en bonne santé; l'un habite Paris et l'autre est un commerçant d'une ville du centre de la Grande-Bretagne. Celui-ci a rendu dans ses urines plus d'acide urique que je ne l'aie jamais observé chez aucun malade, excepté pourtant le n° 62 de mon catalogue, que j'ai débarrassé de quatre volumineux calculs à quatre reprises différentes dans l'espace de seize ans environ. Dans ces cas, vraiment extraordinaires, chaque récidive successive était constituée par une pierre de grande dimension et de formation récente, chaque goutte d'urine tombant dans la vessie étant fortement chargée d'acide urique; ce n'étaient pas de ces simples dépôts phosphatiques qu'on rencontre si souvent et en si grande abondance dans les vessies incapables de se vider elles-mêmes.

En analysant les résultats de la statistique qui précède, vous pouvez juger, d'après les faits qu'elle contient, s'il est possible d'établir une comparaison quelconque touchant la valeur relative de la taille et de la lithotritie. La situation respective des deux opérations ne se prête aucunement à cette comparaison; elles se complètent bien plutôt l'une l'autre, et chacune a ses indications spéciales auxquelles l'autre ne répond pas. Pour la même raison, on ne peut davantage comparer les résultats obtenus par les différents opérateurs en ce qui concerne l'emploi de l'une ou de l'autre méthode. Il faudrait pour cela que tous appliquassent ces méthodes de la même façon et qu'ils fussent guidés par des principes exactement semblables. Car, si un chirurgien adopte la lithotritie pour tous ses cas, sauf pour ceux qui présentent des difficultés exceptionnelles, il ne lui restera nécessairement pour la taille que les cas extrêmement mauvais et qui ne laissent aucun espoir, pour ainsi dire. Et de plus n'oubliez pas, comme Keith l'a fait remarquer, qu'un opérateur ayant quelque réputation attire à lui tous les malades, surtout ceux qui sont les plus gravement atteints ; il se trouve ainsi souvent forcé d'intervenir et d'opérer dans des circonstances plus ou moins défavorables, à moins qu'il s'y refuse ; pour ma part, j'avoue que je n'ai jamais suivi une pareille conduite. Cependant, depuis le début de ma carrière, six fois je n'ai pas consenti à opérer ; mais, c'est parce que, suivant ma conviction intime, l'intervention était complètement impossible ou qu'elle n'avait aucune chance d'améliorer un état désespéré. Une seule fois, j'ai regretté ma décision, car le malade vécut longtemps encore et au milieu de souffrances atroces. Aussi, je le répète encore, ne peut-on comparer avec ceux de la lithotritie les résultats de la taille, si tel chirurgien n'emploie cette dernière que pour le plus mauvais et le plus difficile de huit ou dix cas, tandis que tel autre l'applique, dans une mesure beaucoup plus large, à de nombreux malades vigoureux que j'ai l'habitude de toujours traiter par la lithotritie.

C'est la somme réunie des résultats obtenus par les deux procédés qui doit donner la mesure du succès d'un chirurgien. Or, un total de 782 opérations chez des hommes adultes, dont l'âge moyen dépassait soixante ans, avec 82 morts ou 1 sur 9 1/2, constitue, je crois, une justification de la méthode choisie et appliquée par l'opérateur dans une aussi longue série. J'ose même dire que certainement, à ma connaissance, une telle moyenne n'avait jamais été réalisée jusqu'à présent.

Ainsi, nous avons vu que Cheselden perdait 6 sur 14 de ses opérés ayant atteint l'âge sus-indiqué; soit 1 mort sur 2 à 3 cas. A l'hôpital de Norwich, il y avait 1 décès sur 3 cas 1/2 parmi les opérés d'un certain âge. Keith arrive à une moyenne de 1 mort sur 6 1/2 chez les adultes (lithotritie et taille) et Fergusson a 1 mort sur 5, également par les deux méthodes réunies. Quoique la mortalité dans la totalité de mes opérations ait été de 1 sur 9 1/2, le résultat de ces cinq dernières années depuis que j'ai adopté la lithotritie en une séance, a été encore plus satisfaisant : je n'ai eu, en effet, que 1 mort sur 12 cas 1/2 (211 vieillards avec 17 morts) ou 8 pour 100. Enfin, si je prends mes 125 dernières opérations (dont 4 tailles), je trouve seulement 6 morts (dont 2 à la suite de taille), ce qui donne 1 mort sur 20 ou une moyenne inférieure à 5 pour 100.

En outre, je puis vous fournir autre chose que des chiffres : je possède des notes cliniques recueillies au jour le jour sur chaque cas, et il vous est loisible de les consulter. Dans ces notes, vous trouverez le nom de chaque malade et celui de son médecin traitant, toutes les fois que ce dernier assistait à la consultation. De plus, presque tous les calculs ont été placés ou dessinés dans ma collection. Je n'ai pas besoin de vous dire que je me porte garant de l'exactitude absolue et de la description fidèle de chaque fait. Vous voyez que la peine n'a pas dû être épargnée pour mener à bonne fin un tel travail; mais ma satisfaction est complète, puisque je puis offrir à ce Collège, s'il veut bien me faire l'honneur de les accepter, ces résultats précis de ma pratique entière durant vingt-cinq années.

Il est un fait important sur lequel je désire maintenant appeler votre attention et qui découle naturellement des statistiques envisagées jusqu'alors. Autrefois, dans les ouvrages des anciens auteurs, on admettait généralement que la majorité des calculeux était constituée par des enfants. Dans les registres où se trouvent les résumés de la pratique hospitalière, les individus au-dessous de l'âge de la puberté représentent la moitié des opérés. Or, depuis plus de vingt ans, je suis convaincu et je soutiens que les pierres sont plus fréquentes dans le dernier tiers qu'à aucune autre époque de la vie; et il n'est plus douteux aujourd'hui que ces assertions soient absolument exactes. Le chiffre précédemment fixé de 595 malades au-dessus de cinquante ans sur un nombre total de 812 suffit, je crois, pour trancher la question.

Il est certain que la présence d'un petit calcul urique dans la vessie d'un homme de 55 à 75 ans est un fait beaucoup plus commun qu'on ne le croyait il y a une trentaine d'années. C'est d'ailleurs graduellement que, sur ce point, le jour s'est fait dans mon esprit et que je m'en suis aperçu. D'ordinaire, pour beaucoup de chirurgiens, l'existence d'une pierre doit se révéler presque invariablement par un ensemble de symptômes douloureux et très nets : on ne songe pas assez à la tolérance, parfois extrême à cette période de la vie, que manifeste la vessie pour un petit calcul. Faut-il mettre en cause seulement la diminution de la sensibilité vésicale chez les vieillards ou bien admettre qu'une hypertrophie, même peu prononcée, de la prostate est capable, comme il semblerait, de masquer les symptômes ou même d'en empêcher l'apparition? Quoi qu'il en soit, un homme âgé peut porter et porte parfois un calcul d'acide urique pendant trois ou quatre ans sans ou presque sans en être incommodé. Il remarque, il est vrai, que ses mictions sont un peu plus fréquentes que jadis, pénibles parfois, ou qu'après un exercice inaccoutumé l'urine contient quelques traces de sang, mais il attribue ordinairement ces incidents à son âge et il les regarde comme des conséquences naturelles de la vieillesse. A mon avis, ces minimes symptômes ont une importance extrême, et leur observation attentive, dans plusieurs centaines de cas, m'a très souvent aidé à découvrir un calcul qu'on ne soupçonnait pas, et de le découvrir assez tôt pour que l'opération pût être pratiquée sans danger et efficacement. Or il n'est pas indifférent, ce me semble, d'éviter à un sexagénaire tous les périls de la taille, qui deviendrait peut-être nécessaire si on laissait la pierre augmenter de volume.

La découverte précoce d'un calcul fournit en outre au chirurgien un moyen d'action non moins important, à mon sens, qu'une opération heureuse; elle lui permet d'imposer immédiatement à son malade des habitudes de vie et un régime qui certainement, dans beaucoup de circonstances, empêchent la fabrication d'un excès d'acide urique et préviennent ainsi le développement ultérieur d'une pierre. Vous comprenez toute la valeur de cette partie du traitement : si, à une époque relativement précoce, on diagnostique le calcul, il est possible d'arrêter la production des urates; si l'on ne se doute pas de la présence de la pierre, les effets de la diathèse vont sans cesse en augmentant et ne font que s'accroître avec le temps. Quelques-uns de ces malades, qui avaient soixante à soixante-cinq ans quand je les ai opérés et qui se sont astreints depuis lors à une transformation complète de vie et de régime, sont encore vivants aujourd'hui qu'ils ont soixante-quinze ans et plus; ils n'ont pas eu de récidive de calcul et leur santé est certainement meilleure qu'autrefois.

Chez les vieillards atteints de calcul vésical, les symptômes sont donc parfois peu accentués, et par conséquent il importe de n'en négliger aucun; ceux qui me semblent les plus nets sont les suivants. Ce sont d'abord de légères cuissons et des élancements à l'extrémité de la verge, se produisant souvent mais non toujours à la fin de la miction et se prolongeant ensuite pendant quelques instants. Puis les mictions deviennent de plus en plus fréquentes, surtout quand le malade mène une vie active; si, au contraire, il a des habitudes très sédentaires, ce symptôme est à peine marqué. Quoi qu'il en soit, cette fréquence peu appréciable pendant la nuit, se manifeste davantage dans le jour, et principalement après l'exercice[1]. En outre, parfois il y a dans l'urine des traces de sang vermeil après une longue marche, après un trajet en voiture sur une route mal pavée, après l'équitation, etc.[2]. L'urine est ordinairement claire et franchement acide; quelquefois, elle laisse déposer des urates. Avec ces signes et symptômes, observés chez un vieillard jouissant d'ailleurs d'une bonne santé générale, la présence d'un calcul est extrê-

1. A l'égard de la rareté relative de la cystite et des hématuries des calculeux, consulter :

Boussavit, *La Cystite des calculeux*, th. doctorat. Paris, 1882.

Hache, *Étude sur la pathogénie des cystites*, th. doctorat. Paris, 1884.

(R. J.)

2. Sir Henry Thompson, dans une note placée à cet endroit, déclare qu'il n'a pas souvent rencontré dans sa pratique cet arrêt brusque du jet, que l'on donne dans presque tous les livres comme un symptôme caractéristique de calcul. Comme on ne le constate que très rarement, il n'hésite pas à lui refuser une signification valable au sujet de la présence ou de l'absence de la pierre. Telle est également à peu près l'opinion du professeur F. Guyon. (R. J.)

mement probable ; il n'est pas nécessaire, du reste, qu'il ait existé quelque phénomène de douleur aiguë, ni de colique néphrétique. Mais, si un malade présentant ces symptômes a rendu en même temps un ou plusieurs petits graviers, vous pouvez alors presque affirmer que sa vessie contient une pierre. Sans doute, la sonde exploratrice ne découvrira pas toujours un petit calcul, surtout si elle n'est pas manœuvrée avec toute la perfection désirable ; aussi, dans les conditions sus-énoncées, si l'on ne trouve rien dans la vessie, il faut accuser l'inhabileté du chirurgien, car certainement la pierre doit exister.

M'appuyant sur cette conviction, j'ai cherché et constaté la présence de cent petits calculs au moins, tous de formation récente ; et bien souvent, dans les premiers temps de ma pratique, je suis parvenu à ce résultat contre toute attente, car à cette époque on n'admettait généralement pas la manière de voir que je vous expose. Il y a dans ma collection deux grands casiers remplis de ces petits calculs, presque tous d'acide urique : et parfois j'ai entendu certaines personnes s'écrier, d'un air de dédain mal déguisé, que *ce n'étaient vraiment pas là des pierres bien considérables*. Or, telles qu'elles sont, j'en suis très fier. Je les ai découvertes, alors que personne ne les avait soupçonnées, chez des malades qui, pour la plupart, avaient été sondés et déclarés exempts de tout calcul. Et, en constatant ces pierres de bonne heure et en les détruisant de suite, j'ai évité aux malades un sort très malheureux ; elles se seraient développées lentement, au milieu de souffrances plus ou moins vives et d'autres symptômes ; elles seraient peut-être devenues très volumineuses, et finalement leur extraction aurait pu coûter la vie à ceux qui les portaient. Au contraire, parmi les malades auxquels appartenaient ces petits calculs, au nombre d'un cent environ, un seul a succombé à l'opération. Vous pouvez juger maintenant de l'importance qu'il y a à diagnostiquer des pierres à une période précoce de leur formation.

Une question nous reste à examiner, qui est celle-ci : La lithotritie doit-elle être regardée désormais comme la seule méthode de traitement de tous les calculs? ou, dans certains cas, la taille est-elle encore nécessaire ou préférable?

C'est naturellement en considérant les enfants qu'il faut tout d'abord répondre à cette question. Pour la plupart d'entre eux, la taille donne, quant à présent, la solution la plus simple et la plus sûre du problème. Le calibre peu développé de l'urètre et la délicatesse des parois vésicales rendent, chez l'enfant, l'emploi d'instruments volumineux à peu près impossible. Cependant, quand le calcul est petit, il peut être broyé et évacué sans danger; j'ai pratiqué la lithotritie avec trois enfants au-dessous de quinze ans.

En ce qui concerne l'adulte, la réponse est moins facile.

A peu d'exceptions près, la seule condition qui rende un calcul non justiciable de la lithotritie, c'est son volume[1]. Il est néanmoins difficile de préciser le degré de grosseur et de dureté qui déterminera le choix de telle

---

1. « Et sa dureté, » aurait pu ajouter de suite sir Henry Thompson, comme il le fait d'ailleurs deux lignes plus bas. Car, c'est surtout l'association de ces deux conditions, grosseur et dureté, qui rend la lithotritie impossible. Une pierre peut être très volumineuse et néanmoins assez friable pour être broyée; et, avec la prolongation des séances actuelles, on arrive à produire et à évacuer une quantité considérable de fragments. — Le volume est toujours facilement et exactement appréciable avant l'opération, ainsi qu'on l'a vu plus haut : il n'en est pas de même de la dureté. A part quelques présomptions tirées des antécédents du sujet, ce n'est guère qu'en l'attaquant avec le lithotriteur qu'on se rend compte de la résistance du calcul. (R. J.)

ou telle opération, et vraiment on ne peut établir une règle de conduite absolument fixe et capable de s'appliquer à tous les cas. Dans certaines circonstances, l'expérience et les autres qualités personnelles du chirurgien lui-même doivent entrer en ligne de compte pour décider la question du choix de l'opération. En outre, il est toujours nécessaire d'examiner l'état des organes du malade. Le calibre des organes, qui varie suivant les individus, est-il suffisamment large? la vessie et les reins sont-ils absolument sains? existe-t-il quelque rétrécissement organique de l'urètre? Ce dernier fait, néanmoins, n'est pas une contre-indication de la lithotritie, selon moi : il nécessite seulement la dilatation préalable, et il restreint dans une faible mesure les manœuvres opératoires qui deviennent peut-être un peu moins faciles et moins rapides que de coutume. Tout ce qu'on peut dire, c'est qu'en présence d'une pierre extraordinairement volumineuse, la taille semble préférable. L'hypertrophie de la prostate, même très développée, ne constitue pas d'ordinaire un obstacle insurmontable ; elle impose cependant parfois quelques modifications du procédé opératoire [1]. Ainsi, dans un cas ci-

1. Au Congrès médical international de Londres, en 1881, M. Th. Anger a insisté a juste titre sur ce point que, *la lithotritie étant reconnue impossible, la taille hypogastrique doit être préférée à la taille périnéale, lorsque la prostate est considérablement hypertrophiée et indurée.* En janvier 1879, alors que j'avais l'honneur d'être son interne à l'hôpital Tenon, j'ai eu l'occasion d'assister M. Th. Anger dans une taille hypogastrique au thermo-cautère : c'était la première opération de ce genre qu'il exécutait et c'était aussi la première cystotomie sus-pubienne que je voyais pratiquer. Il s'agissait d'un vieillard de 74 ans, très épuisé, porteur d'une *prostate énorme* et d'un *calcul* non seulement *volumineux*, mais assez *dur* pour avoir résisté à deux tentatives de lithotritie. Sans distension préalable, l'opération fut néanmoins assez facile; le péritoine put être refoulé en haut et il n'y eut aucun accident consécutif. Un tube en caoutchouc, plongeant dans le bas-fond vésical, fut laissé dans la plaie pour l'écoulement de l'urine. La cicatrisation fut très lente, en raison de l'âge et de l'épuisement du sujet, et demanda deux mois environ. (R. J.)

dessus rapporté (Voy. page 163), j'ai été obligé de pratiquer une ouverture périnéale pour drainer la vessie après la lithotritie, afin d'éviter des cathétérismes trop répétés.

La question se pose maintenant de la façon suivante : Quelle est la meilleure conduite à tenir dans ces circonstances très rares et tout à fait exceptionnelles où la lithotritie, même avec sa puissance actuelle, paraît insuffisante? J'ai cité un cas dans lequel un calcul d'acide urique, très dur et unique, pesant environ 3 onces (90 grammes), fut broyé par moi chez un homme de soixante-dix ans dans des conditions très satisfaisantes et avec un excellent résultat. Il existe des calculs moindres qui réclament la taille, comme aussi des pierres plus grosses sont susceptibles d'être broyées. Aussi, est-il difficile d'admettre que le fait auquel je viens de faire allusion représente à peu près la limite extrême de la lithotritie. Néanmoins, supposons qu'il en soit ainsi, et recherchons quelles sont les méthodes à employer contre les calculs plus volumineux.

Je commencerai par dire que les chirurgiens manifestent en général un éloignement de plus en plus marqué pour la taille latérale en présence d'une pierre de dimensions exceptionnelles. Depuis quelque temps, je me suis rangé à cette opinion. Dans la région où s'exécute cette opération, il est impossible de faire une incision permettant l'extraction d'un calcul de 3 onces et plus. Que la plaie soit franchement pratiquée avec le bistouri ou qu'elle soit à demi dissimulée sous le nom de dilatation graduelle, elle n'en commet pas moins des dégâts sérieux, atteignant des organes importants dans une étendue souvent considérable.

Aussi, la *taille hypogastrique* a-t-elle tenté de tout

témps les chirurgiens, quand la pierre était extraordinai-
remènt volumineuse. Mais certaines conditions, surtout.
chez les sujets pourvus d'un embonpoint notable, ont fréquemment présenté des difficultés et des dangers particuliers; en sorte que si, d'un côté, Charybde semblait être
évité, de l'autre Scylla paraissait également redoutable.

Quoi qu'il en soit, il est survenu dernièrement un nouveau perfectionnement de la taille sus-pubienne, qui a rendu
à cette opération une faveur tout à fait imprévue. S'il n'a
pas été imaginé, il a été tout au moins exécuté pour la
première fois et décrit en 1880 par le professeur Petersen, de Kiel [1]. Ce perfectionnement consiste à soulever la
vessie au-dessus de la symphyse pubienne dans des proportions qui n'avaient pas été atteintes jusqu'alors, et à la
maintenir dans cette position durant toute l'opération.
Voici comment a procédé M. Petersen. Le malade étant
couché sur le dos et anesthésié, on distend la vessie avec
une certaine quantité de solution faible d'acide borique,
variant de 12 à 16 onces (375 à 500 grammes), suivant la
capacité de l'organe. La verge est alors fortement liée ; à
cet effet, rien n'est préférable à un tube de caoutchouc.
Le professeur Dittel, de Vienne, distend la vessie avec de
l'air, au lieu de liquide [2]. Un ballon piriforme en caout-

---

1. F. Petersen, de Kiel, Communication au IXe Congrès de l'Association allemande de chirurgie, Berlin, 7 avril 1880.

2. Mémoire du Dr Wittelshofer (*Wiener Medizinische Wochenschrift*,
1884, n° 3). — L'auteur de ce travail reconnaît que ce sont les recherches cadavériques sur le ballonnement, exposées par le Dr Milliot au
Congrès de Lyon en 1875, qui ont donné l'idée première d'un procédé
que le professeur Petersen a mis en pratique depuis lors. Ce fait avait
déjà été signalé par MM. F. Guyon, Périer, Broussin, etc. ; il est facile de
s'en convaincre en lisant l'article publié par la *Gazette médicale de Paris*,
1875, page 422, dans lequel notre compatriote indique, entre autres
choses, « la possibilité de faciliter la taille hypogastrique en distendant
le rectum à l'aide d'un ballon insufflé, qui pousse la vessie en haut et en

chouc, à parois suffisamment épaisses pour conserver
cette forme, et pouvant contenir au moins 16 onces
(500 grammes) de liquide, est plié longitudinalement et
introduit dans le rectum. Par un tube, fixé au sommet de
la poire et muni d'un robinet, on injecte de l'eau dans le
ballon, de façon à le distendre complètement et sur place.
A moins que la vessie ne soit excessivement rétractée, ce
qui est très rare, le globe vésical ne tarde pas ordinairement à apparaître et à former une saillie au-dessus de la
symphyse pubienne. Comme d'habitude, on pratique une
incision verticale et médiane de la paroi abdominale et
l'on tombe directement sur la vessie.

Le traitement consécutif varie un peu suivant les opérateurs. Le professeur Guyon, de l'hôpital Necker, a publié
dernièrement un intéressant travail contenant huit observations où la méthode de Petersen a été employée ; il préfère
assurer un libre écoulement à l'urine par la plaie au moyen
de deux tubes de caoutchouc[1]. Petersen ferme à peu près
complètement la plaie en y laissant un gros tube à drai-

avant et refoule le cul-de-sac péritonéal. » — Des expériences sur la dis-
tension vésicale et rectale ont été pratiquées également en Angleterre
par le Dr Garson (*Edinburgh medical Journal*, oct. 1878) et en France par
M. Duchastelet (*Revue de chirurgie*, 1883, page 104), par le Dr Bouley
(*De la taille hypogastrique*. Th. doct. Paris, 1883. J.-B. Baillière), par le
Dr Le Bec, par M. Ramakers (*Alger médical*, mars 1884). (R. J.)

1. C'est le Dr Ch. Périer qui eut le premier l'idée d'appliquer à la vessie, incisée par la taille hypogastrique, le mode de drainage préconisé
par M. Moutard-Martin pour l'empyème, et qu'on a appelé drainage en
flûte de Pan. Au mois de mars 1882, MM. Guyon et Périer, mes deux
maîtres (j'avais alors l'honneur d'être l'interne de M. Guyon), venaient
de pratiquer l'un et l'autre, chacun de son côté, leur troisième taille hypogastrique. C'est à la suite d'une conversation qu'ils eurent ensemble à
la Société de chirurgie, le 8 mars, que M. Guyon substitua les deux
tubes au siphon qu'il avait essayé. Consulter à cet égard : F. Guyon,
Contribution clinique à l'étude de la taille hypogastrique, in *Annales des
maladies des organes génito-urinaires*, 1882-83, pages 1-131 ; et Broussin,
Étude sur la taille hypogastrique (th. inaug. Paris, 1882). (R. J.)

nage, placé dans l'angle inférieur. Le D[r] Ch. Périer, à l'hôpital Saint-Antoine de Paris [1], a suivi deux fois ce procédé. Quant au professeur Dittel, de Vienne, il installe à la fois un tube à drainage dans la plaie et une sonde dans la vessie par l'urètre [2].

Je n'ai exécuté que deux fois la taille hypogastrique, et c'était avant l'introduction de la nouvelle méthode. Depuis lors, je n'ai pas trouvé un seul calcul qui ait pu résister à la lithotritie en une seule séance ; et cependant un certain nombre des pierres que j'ai opérées pesaient de 1 à 3 onces (30 à 90 grammes). La prochaine fois que je rencontrerai un cas pour lequel la cystotomie me semblera indiquée, je ferai certainement l'essai de la taille sus-pubienne, perfectionnée par les modifications de Petersen. Car, si je ne l'ai pas encore pratiquée, c'est que j'ai réussi très facilement à broyer des calculs semblables à ceux auxquels les chirurgiens français réservent le procédé de Petersen [3].

---

1. Ch. Périer, *Bulletins de la Société de chirurgie*, 1881, pages 807 et suiv. Voy. également la thèse de son élève, le Dr E. Bouley (J.-B. Baillière. Paris, 1883), monographie des plus complètes, principalement sous le rapport des recherches bibliographiques et autres. (R. J.)

2. Pendant les premiers jours qui suivent l'opération, la sonde à demeure est absolument inutile : l'urine n'y passe pas. C'est du moins ce que j'ai remarqué chez les douze malades opérés par la taille hypogastrique que j'ai eu l'occasion d'observer. A partir du sixième jour au plus tôt, l'urine commence à s'écouler en partie par la sonde, parce que la plaie vésico-hypogastrique tend alors à se fermer. (R. J.)

3. Cette différence tient sans doute à ce fait qu'en France on a l'habitude de peser les calculs et les fragments calculeux seulement après dessiccation complète à l'étuve. Les pierres perdent ainsi par l'évaporation toute leur eau de formation, ce qui diminue considérablement le poids réel : aussi, les chiffres fournis par les observations françaises semblent-ils relativement inférieurs à ceux que donne sir Henry Thompson. — Le professeur Guyon néanmoins attaque par la lithotritie, broie et évacue en une ou deux séances des calculs durs, de 4, 5 et même 6 centimètres de diamètre. J'ai rapporté deux cas de ce genre dans les *Annales des maladies des organes génito-urinaires*, 1883, pages 179 et suiv.

De tous les faits que je vous ai exposés, et d'après les enseignements fournis par ma pratique de ces trois dernières années, je crois pouvoir conclure que la taille hypogastrique est bien rarement nécessaire pour des pierres pesant moins de 2 onces (60 grammes), bien que nos confrères français aient plusieurs fois extrait par cette opération des calculs relativement aussi petits. J'ai une entière confiance dans la puissance du broiement, et je terminerai en disant hautement que, dans la grande majorité des cas, les calculs sont justiciables de la lithotritie, avec moins de danger pour la vie du malade que dans toute autre intervention chirurgicale, quelle qu'elle soit, où l'emploi du bistouri est nécessaire.

Note. — Dans la semaine qui suivit la précédente leçon, un homme âgé de 36 ans, traité auparavant par le D⟨r⟩ William Roberts (de Manchester), qui avait trouvé une grande quantité de cystine dans son urine, se présenta à moi avec des symptômes très nets de calcul vésical. Je constatai en effet une pierre très volumineuse et je me décidai à essayer la taille hypogastrique, qui fut pratiquée le 2 juillet 1884. Après avoir distendu la vessie et le rectum, je trouvai le globe vésical dépassant notablement le bord supérieur de la symphyse pubienne, et j'arrivai à la vessie, sans hémorragie pour ainsi dire et sans avoir besoin de lier aucun vaisseau. Je pus extraire facilement un calcul ovale, pesant 90 grammes et formé de cystine ; c'était d'ailleurs un type parfait de ce genre de concrétion. L'opéré guérit lentement, mais complètement, et il repartit dans son pays vers le 15 d'août, la plaie étant parfaitement fermée. — Le drainage s'effectua facilement par une sonde à demeure dans l'urètre et un gros drain dans la plaie ; l'un et l'autre furent supprimés le 6e jour. (Sir Henry Thompson.)

(R. Jamin. *De l'application de la lithotritie aux calculs volumineux.*) Ces deux calculs étaient très durs (oxalates et urates) et mesuraient l'un 4 centimètres 1/2 et l'autre 5 centimètres. La thèse de M. Desnos renferme 14 exemples semblables. D'ailleurs, très souvent le professeur Guyon essaie le broiement avec un puissant lithotriteur fenêtré n° 3 et le marteau avant d'en arriver à la cystotomie sus-pubienne. — Il suffit de lire les observations de taille hypogastrique, publiées en France depuis trois ans, pour se convaincre que la lithotritie, tentée d'abord, dans la plupart de ces cas, a été reconnue impossible par des chirurgiens, ayant cependant une très grande habitude de cette opération. (R. J.)

LEÇON X.

LEÇON X

Messieurs,

Je me propose de consacrer aujourd'hui cette dernière leçon à l'étude des diverses questions importantes
concernant le traitement chirurgical des rétrécissements
de l'urètre, et spécialement l'urétrotomie interne.

Dans cette partie de la chirurgie des voies urinaires,
comme dans celles que nous avons passées en revue jusqu'à présent, les progrès ont été considérables durant ces
soixante ou soixante-dix dernières années ; aussi actuellement sommes-nous plus aptes à apprécier impartiale-
ment certaines méthodes que ceux qui les ont vues naître.
Vous ne tarderez pas d'ailleurs à reconnaître quels sont
les deux défauts les plus communs et les plus sérieux qui
ont caractérisé durant cette période de temps, et même
auparavant, le traitement chirurgical des rétrécissements
urétraux de toute nature ; ce sont, d'une part, l'abus des

agents mécaniques dont le maniement était d'ordinaire
inutilement douloureux pour le malade ; et, d'autre part,
l'emploi des substances escharotiques. Pour vous convaincre de la réalité du premier défaut, je me contenterai
de vous rappeler le Mémoire fameux, écrit en faveur de
la dilatation par un homme dont le nom sera toujours
illustre : je veux dire sir Everard Home. A l'appui de sa
méthode, ce chirurgien rapporte plusieurs cas qu'il regarde « *comme hautement honorables pour le procédé* »,
suivant ses propres expressions ; or, l'un d'eux avait demandé *huit ans* et un autre *neuf ans* de traitement avant
que la guérison fût complète[1] ! Quant aux caustiques, il
suivit la méthode de Hunter ; parmi les nombreuses observations qu'il rapporte sur ce sujet, il en est une où l'on
voit que sur un seul malade il ne pratiqua pas moins de
1,258 applications de caustiques dans un espace de quinze
ans ; pendant les deux premières années, l'opération fut
répétée 233 fois. Il est inutile d'ajouter que l'exemple de
sir Everard Home exerça une influence considérable sur
ses contemporains et ses successeurs et que les applications caustiques, sous une forme ou sous une autre, cons-
tituèrent la méthode de choix pour un grand nombre de
chirurgiens. Aussi, en Angleterre et à l'étranger, les agents
chimiques, nitrate d'argent ou potasse caustique, combi-
nés avec les instruments, furent très longtemps en vogue.
Les ouvrages d'Arnott, de Ducamp, d'Amussat, de Whately, de B. Phillips, et d'autres encore, en sont la meilleure
preuve. Sir B. Brodie, le premier, réagit contre cette
pratique, dont il finit par démontrer les sérieux dangers,
en exposant les accidents qu'il avait vus se produire[2].

1. E. Home, *Surgical Observations*, vol. III, chap. 10.
2. La cautérisation ne peut attaquer, on le comprend, les obstacles
ordinairement multiples qu'on rencontre dans l'urètre rétréci que suc-

Comme instruments destinés à la dilatation des rétrécissements, au commencement du siècle actuel, on se servait surtout de bougies de cire et de bougies emplastiques;
puis, peu à peu, celles-ci furent remplacées par les bougies
métalliques ou *dilatateurs*, soit cylindriques, soit coniques.
En même temps, en Angleterre, on employait aussi les sondes d'argent, ainsi que les bougies et les sondes en gomme
élastique anglaise, lorsque la stricture permettait le passage des instruments. Mais ceux-ci n'étaient pas alors
aussi finement et aussi délicatement fabriqués qu'aujourd'hui; aussi, lorsqu'aucun d'eux ne parvenait à franchir
le rétrécissement, on introduisait dans le canal une bougie
de cire, armée de nitrate d'argent ou de potasse caustique, et on l'appuyait contre l'obstacle; cette opération
devait d'ordinaire être répétée plusieurs fois.

Si l'on compare notre pratique actuelle à celle de nos
pères et de nos grands-pères, on est étonné vraiment du
temps et de la patience qui leur étaient nécessaires, à eux
et à leurs malades, pour la guérison d'un rétrécissement

cessivement; c'est là un premier inconvénient. Mais l'objection capitale
à cette méthode, c'est que la cicatrice épaisse et rétractile qui succède à
la cautérisation fait bientôt perdre tout ce qu'on avait gagné. — En
1867, MM. Mallez et Tripier avaient espéré utiliser l'action chimique d'un
courant électrique pour cautériser les rétrécissements de l'urètre; ils
prétendaient qu'à la chute de l'eschare déterminée par des caustiques alcalins succédait une cicatrice molle et extensible; c'est ce qu'ils appelaient la *galvanocaustique chimique*. Mais l'expérience est venue prouver
qu'il n'en était pas ainsi. D'ailleurs, autrefois Whately ne s'était-il pas
servi de potasse caustique et Leroy d'Etiolles de caustique de Vienne? Et
souvent ils n'avaient abouti qu'à ajouter un rétrécissement cicatriciel induré à un rétrécissement d'origine inflammatoire. En somme, dans l'urètre, les caustiques alcalins produisent des cicatrices rétractiles, comme
sur la peau (ouverture d'abcès ou de kystes par le caustique de Vienne)
et comme dans l'œsophage (Follin, *Rétrécissements de l'œsophage*, thèse
d'agrégation, 1853). Voy. d'ailleurs, pour plus amples détails : Reverdin,
Étude sur l'urétrotomie interne, thèse de doctorat, Paris, 1871, pages 66
et suiv. (R. J.)

urétral. Un rétréci restait en traitement durant des mois
entiers, et souvent même, nous l'avons vu, jusqu'à la fin
de sa vie. En outre, il ne se servait presque jamais lui-
même d'un instrument et il devait constamment recourir
à son chirurgien, dont les visites devenaient de plus en
plus fréquentes par la suite des années, à mesure que les
tissus pathologiques s'induraient davantage. Cette manière
d'agir, de la part du chirurgien comme de la part du malade, dénotaient certainement l'idée bien arrêtée d'éviter
à tout prix une opération sanglante ; aussi, sauf de très
rares exceptions, la bougie devenait ordinairement insuffisante, la seule ressource était l'emploi du nitrate d'argent
et de la potasse caustique.

Il faut néanmoins croire que, malgré les grandes souffrances et l'inutile inflammation du canal entretenues par
cette pratique, ces applications répétées soulageaient les
malades dans une certaine mesure, peut-être grâce à un
heureux hasard ou à quelque artifice adroit de l'opérateur. Si l'on s'adressait à des procédés si longs, si incer-
tains et si imprudents, c'est évidemment parce que toute
espèce d'urétrotomie interne était l'objet d'une crainte
aussi déraisonnable qu'universelle ; il va sans dire qu'on ne
redoutait pas moins l'incision externe ou périnéale. Quoi
qu'il en soit, ces vains efforts pour arriver à franchir un
rétrécissement se prolongeaient ainsi durant des mois et
des années ; et il est vraiment curieux de constater pendant quelle longue période de temps le chirurgien et son
malade regardaient comme efficace et nécessaire pour le
traitement de s'acharner à cette tâche ingrate, consistant
à introduire une bougie jusqu'au point rétréci et non au
delà.

Enfin, lorsque le rétrécissement était déclaré absolument infranchissable, si les souffrances du patient deve-

naient intolérables, parfois on lui pratiquait la « *section
périnéale* ». L'opération une fois décidée, on plaçait le
malade dans la position de la taille, on incisait l'urètre
sur un cathéter au-devant du rétrécissement, et l'on essayait, sans y réussir toujours, de disséquer un nouveau
canal à travers le trajet rétréci. Le professeur Syme
(d'Edimbourg) a rendu un signalé service à la chirurgie
de cette époque en déclarant que l'expression « *rétrécissement infranchissable* » constituait une véritable contra-
diction[1]. « Il est une règle générale, a-t il dit ou à peu près,
que le véritable chirurgien ne sera presque jamais forcé
d'enfreindre : si l'urine trouve une issue, il arrivera presque toujours, tôt ou tard, avec du soin et de la persévé-
rance, à insinuer un instrument fin quelconque et à pénétrer dans la vessie, ayant ainsi évité les caustiques et
l'incision du périnée sans conducteur. » Aussi son premier
soin, en présence d'un rétrécissement difficile, était-il
d'introduire dans la vessie un mince cathéter cannelé, en
métal n° 1 ou 2 (n°s 7 et 8 de la filière française) et d'inciser sur lui le rétrécissement par le périnée. Il ajoutait
que si l'on ne divise pas largement les tissus morbides dans
ces cas, une guérison durable est impossible : il a d'ailleurs pratiqué cette opération deux à trois cents fois.

Pendant ce temps, les chirurgiens français étaient, il
faut le reconnaître, plus avancés que nous, aussi bien en
théorie qu'en pratique, en ce qui concerne les rétrécissements de l'urètre. Ils évitaient soigneusement, en principe, de se servir d'instruments rigides, qu'ils considé-

---

1. Il faudrait ici établir une distinction entre les rétrécissements
d'origine blennorragique et ceux d'origine traumatique. Les premiers ne
sont pour ainsi dire jamais infranchissables, avec un peu d'habileté et
surtout beaucoup de patience, d'après le professeur F. Guyon. Quant aux
seconds, ils sont parfois réellement infranchissables et nécessitent alors
l'urétrotomie externe sans conducteur. (R. J.)

raient comme susceptibles de provoquer des complications douloureuses, sinon dangereuses, de l'affection existant déjà. Quant à leurs sondes et à leurs bougies, elles étaient de formes variées, mais toujours fabriquées avec des substances souples et flexibles ; elles étaient en outre plus fines et graduées suivant une échelle dont les numéros avaient entre eux beaucoup moins d'écart que les nôtres[1]. Ces chirurgiens, à force de patience et de douceur, parvenaient à insinuer délicatement leurs instruments à travers le point rétréci et tâchaient ainsi d'éviter les fausses routes, que produisaient souvent alors nos sondes d'argent, quand on ne les maniait pas avec la plus grande prudence. Et ils étaient arrivés à cette conclusion que la dilatation simple, efficace contre les strictures de date récente, est inutile et ne peut procurer tout au plus qu'une amélioration temporaire et transitoire dans les cas de ré-

1. Il est certain que la graduation des bougies françaises est infiniment préférable à celle des bougies anglaises. Pour celles-ci, tout est arbitraire et varie suivant chaque fabricant ; cependant, on adopte généralement la filière de Weiss, dont le n° 0 correspond à notre n° 3, le n° 1 à notre n° 7, et enfin le n° 18 à notre n° 30. On voit qu'entre chaque numéro, il existe un écart considérable, tandis qu'en France la progression est moins brusque et plus régulière, ce qui diminue les chances d'irritation. D'ailleurs, notre filière de Charrière est basée sur le millimètre : depuis le n° 1, qui a 1 millimètre de circonférence et par conséquent 1/3 de millimètre de diamètre, chaque chiffre nouveau indique immédiatement les dimensions exactes de la bougie : c'est ainsi qu'une bougie n° 21, par exemple, a 21 millimètres de circonférence et 7 millimètres de diamètre. Du reste, sir Henry Thompson avait déjà signalé ces avantages de notre graduation à la page 35 de son *Traité pratique des maladies des voies urinaires* (2e édition française, 1881, J.-B. Baillière). — En Amérique, on tend actuellement à adopter notre filière, ainsi qu'il est facile de s'en convaincre en lisant la dernière édition du livre d'Otis (*Stricture of the male urethra.* New-York, 1880). — Enfin, rappelons que même la filière française dite de Charrière semble, dans certains cas, présenter trop d'écart entre ses numéros, puisqu'on recourt souvent aux bougies dites de Béniqué, qui, outre leur structure métallique, offrent cet avantage d'être graduées non plus par 1/3 mais par 1/6 de millimètre (en diamètre). (R. J.)

trécissements confirmés et existant depuis de longues années. Aussi eurent-ils recours de bonne heure à l'urétrotomie interne et imaginèrent-ils pour cette opération d'ingénieux instruments, dont on se servait en France longtemps avant que l'usage en fût adopté chez nous.

Il est vrai qu'à la fin du siècle dernier (1795) Physick (de Philadelphie) employait à cet égard une sorte de perforateur à pointe de lancette, et que sir Charles Bell, en 1807, avait expérimenté cette opération, dont le Dr Mac-Ghie (de Dumfries) proposa une modification en 1823. De plus, en 1827, M. Stafford appliqua le premier en Angleterre un procédé presque acceptable d'urétrotomie interne et, dans les années suivantes, il perfectionna sa méthode et ses instruments, à tel point que ces derniers servirent de modèles pour plusieurs autres urétrotomes que l'on fabriqua par la suite, surtout à Paris, avec quelques légères modifications. Quoi qu'il en soit, la pratique de l'urétrotomie ne se répandit pas dans notre pays, et les instruments de Stafford n'y furent jamais adoptés, sans doute parce qu'avec eux il était trop facile en toutes circonstances, à une main insuffisamment exercée, de déterminer une blessure grave de l'urètre.

Mais revenons aux chirurgiens français, qui, à cette époque, faisaient l'urétrotomie interne, c'est-à-dire Amussat (1824), Leroy d'Etiolles (1825), Tanchou (1835), Ricord (1838), Mercier (1843) et Civiale (1849). Il n'est pas difficile de démontrer quel était le défaut capital de leurs procédés. Comme des soldats marchant à l'avant-garde d'une armée, ces opérateurs n'avançaient qu'avec les plus extrêmes précautions dans la voie des incisions internes. Grâce à la rivalité qui existait entre eux, ils s'occupaient sans cesse de modifier et de perfectionner leurs instruments. Mais, ce que ces chirurgiens tenaient à éviter par-dessus tout, c'étaient les désastres opératoires ; car, en raison de la surveillance active qu'ils exerçaient constamment l'un sur l'autre, ils n'auraient pas manqué de publier les résultats malheureux et de porter ainsi atteinte à l'habileté de leur auteur. Le défaut de leur pratique consistait dans l'habitude de ne sectionner qu'incomplètement les tissus morbides constituant le rétrécissement et d'employer des urétrotomes avec lesquels il était impossible d'obtenir une incision nette. Les chirurgiens français craignaient, en incisant trop profondément, de blesser les organes péri-urétraux et de déterminer des hémorragies abondantes et dangereuses du tissu érectile, ainsi que d'autres accidents : aussi se servaient-ils de lames excessivement petites, se contentant même souvent d'exécuter un certain nombre de légères scarifications de la muqueuse urétrale au niveau du rétrécissement, au lieu d'assurer un résultat durable à leur opération par une division complète des éléments rétrécis. L'amélioration ainsi produite n'était que passagère, et la stricture ne tardait pas à reparaître.

Dans les dernières années de sa vie, Civiale, en plusieurs circonstances, ne me cacha pas ses préférences pour ce qu'il appelait lui-même « *une scarification légère* », destinée à faciliter la dilatation. Quand celle-ci progressait trop lentement, abandonnant provisoirement la bougie, il pratiquait avec son urétrotome une petite incision qui donnait issue à une ou deux gouttes de sang. La bougie passait alors très facilement, et cette petite opération était souvent répétée plusieurs fois dans le cours d'un même traitement [1].

----

[1]. On trouvera la série des instruments de Civiale dans le *Traité pratique des voies urinaires* de sir Henry Thompson, traduction française par Edouard Martin, J. B. Baillière, 1881, à la page 483. (R. J.)

Sur les malades habitant Paris ou les environs, c'est-à-dire à portée de leur chirurgien, on pouvait certainement obtenir de très bons effets, même avec ces précautions et ces ménagements trop excessifs. Dans les cas graves notamment, Civiale désirait ainsi éviter une opération plus importante qui serait peut-être devenue nécessaire plus tard, et s'épargner, à lui et à son client, des péripéties plus inquiétantes. Quant aux malades, qui demeuraient au loin et qui, au bout de un ou deux mois, quittaient Paris, enchantés du degré d'amélioration auquel ils étaient arrivés et de la facilité avec laquelle celle-ci s'était effectuée, une énorme désillusion leur était réservée et ne tardait pas à se produire. Néanmoins, cette manière d'agir de Civiale porte avec elle son enseignement et ne doit pas être perdue de vue, de façon qu'à l'occasion on songe à son indication possible dans certains cas exceptionnels, de plus en plus rares aujourd'hui, il est vrai.

Parmi les partisans de l'urétrotomie interne en France, Reybard est le premier qui ait réellement compris la nécessité d'une section complète du rétrécissement et qui ait été assez hardi pour écrire et agir sous cette inspiration. Son livre, vous le savez, obtint en 1852 le prix d'Argenteuil, décerné par l'Académie de médecine de Paris[1]. Rejetant totalement la cautérisation, il regardait la dilatation comme insuffisante généralement et préférait dans la plupart des cas l'urétrotomie interne. Avant de pratiquer cette dernière, il commençait par dilater considérablement le canal à l'aide d'un volumineux instrument, flanqué de deux tiges latérales qui, s'écartant l'une de l'autre au moyen d'un écrou, élargissaient le passage autant que possible. Puis, dans l'urètre ainsi tendu, il introduisait

1. Voy. le Rapport d'Alphonse Robert, *Bulletin de l'Académie de médecine*, t. XVII, p. 1124.

un urétrotome puissant, muni d'une forte lame, et il sectionnait largement, sans hésiter, la portion rétrécie tout entière, déterminant parfois une incision de 5 à 6 centimètres et plus de longueur et de 12 à 15 millimètres et plus de profondeur. Le principe était certainement excellent, mais, à mon avis, l'instrument était dangereux, parce que sa manœuvre était purement mécanique et ne pouvait être modifiée au gré de l'opérateur. Avec lui, il était impossible de proportionner l'incision à l'étendue et à l'étroitesse du rétrécissement; or, selon moi, le chirurgien doit toujours rechercher dans un urétrotome cette condition essentielle. De plus, l'appareil de Reybard semble avoir produit parfois des accidents désastreux; on l'a accusé d'avoir déterminé des hémorragies extrêmement abondantes et des abcès consécutifs, et les morts qui s'ensuivirent contribuèrent, on le comprend, à le discréditer. Aussi se fit-il une réaction très vive contre l'usage des grandes incisions; ainsi s'explique l'enthousiasme qui accueillit l'apparition de l'urétrotome de Maisonneuve [1], instrument sûr, d'un emploi facile, mais moins efficace que le précédent, ainsi que les nombreuses modifications qu'on en a proposées.

Une méthode, différant peu de celle de Reybard, a été adoptée par le Dr Otis, de New-York, qui regarde comme absolument indispensable de pratiquer une mensuration du calibre urétral, à un point de vue plutôt chirurgical que physiologique; les dimensions qu'il attribue à ce calibre sont infiniment supérieures à celles qu'on indique généralement [2]. Longtemps avant l'époque de Reybard, des

<hr>

1. Voy. *Traité pratique des maladies des voies urinaires*, de sir H. Thompson, traduction française, page 57.

2. Voy. F. Otis, *Stricture of the male urethra*, 2e édition. New-York, 1880. — et F. Guyon, *Leçons cliniques sur les maladies des voies urinaires*, J.-B. Baillière, 1881, page 679; 2e édition, 1885.

chirurgiens s'étaient déjà aventurés à supposer des proportions exagérées à ce qu'ils appelaient vraiment à tort le calibre de l'urètre; je vous citerai notamment Boyer et Mayor (de Lausanne), dont l'histoire a enregistré les tentatives malheureuses.

A propos du traitement chirurgical des rétrécissements, on peut admettre que l'urètre est un canal très dilatable et capable de supporter le passage d'instruments très volumineux, quand il est nécessaire; mais il faut se souvenir aussi que ce conduit est délicat et sensible et que jamais on ne l'a distendu au delà de certaines limites sans exposer le malade à des dangers parfois très graves. En vous parlant de la lithotritie dans mes précédentes leçons, je vous ai montré combien l'urètre est extensible lorsqu'on le dilate progressivement et avec prudence. Si je reviens en ce moment sur cette question, ce n'est pas pour m'occuper de différences dans des détails de pratique. C'est seulement pour insister sur cette opinion, aujourd'hui généralement acceptée, que si l'on a recours à l'opération pour traiter des rétrécissements, tous les obstacles doivent être largement incisés, sous peine de n'obtenir que des résultats passagers ou même des échecs.

Je faisais allusion tout à l'heure aux anciennes idées du professeur Syme, relativement à l'élargissement du canal rétréci, qu'une opération par la voie périnéale était seule capable, suivant lui, d'assurer d'une manière définitive. Un certain nombre d'entre vous se souviennent sans doute de l'opposition formidable que cette théorie rencontra en Angleterre et des discussions extrêmement vives qu'elle souleva parmi nous. A la distance qui nous sépare de son éclosion, la méthode de Syme nous laisse aujourd'hui facilement apprécier son défaut capital. Ce chirurgien reconnaissait que j'avais raison d'insister sur la nécessité d'une section complète, mais il se bornait à inciser un seul rétrécissement. D'ailleurs, par sa plaie périnéale, il ne pouvait que rarement en atteindre deux, et je crois même qu'il ne prenait pas la peine de rechercher s'il en existait plusieurs. Il pensait, en effet, qu'après une large incision de la stricture principale, les autres disparaissaient d'elles-mêmes. Il me semble difficile d'affirmer que les choses se passent ainsi. Chez un malade dont l'urètre est rétréci en deux ou trois points distincts, pour obtenir une amélioration réelle et durable, il ne suffit pas de diviser, même profondément, le rétrécissement le plus serré en laissant les autres intacts. C'est là certainement une grave erreur, car ceux-ci non seulement ne disparaissent pas après qu'on a levé l'obstacle le plus sérieux, mais souvent, au contraire, les points les moins atteints ne tardent pas à devenir de plus en plus étroits. Je ne puis donc trop insister sur la vérité d'un principe que je ne crains pas de formuler en ces termes : « *Si vous coupez quelque chose, coupez tout* », c'est-à-dire *tous* les points qui vous paraissent rétrécis, et dans chacun d'eux *toute* l'épaisseur des tissus morbides. Telle est la conviction inébranlable que m'a imposée une longue pratique de l'urétrotomie interne.

En 1854, lorsque je publiai mon livre sur les rétrécissements (voy. page 3)[1], après de nombreuses recherches que j'ai poursuivies, soit seul, soit en collaboration avec le professeur Syme, j'ai partagé ses idées sur la possibilité de franchir presque tous les rétrécissements; c'est un des renseignements les plus précieux que j'aie puisés auprès de ce savant, hardi et honnête chirurgien. Dans le cours de toute ma carrière, j'ai rencontré seulement trois cas où, après

---

1. Voy. *Traité pratique des maladies des voies urinaires*, traduction française par Ed. Martin, pages 269-356.

des tentatives nombreuses, l'introduction d'un instrument dans la vessie a été reconnue impossible : j'ai alors pratiqué l'incision périnéale et j'ai fait l'urétrotomie externe sans conducteur. De 1852 à 1855, j'ai opéré neuf fois par l'urétrotomie externe, après avoir passé au préalable un cathéter cannelé ; depuis cette dernière date, j'ai remplacé ce procédé par celui de l'urétrotomie interne, que j'ai définitivement adopté aujourd'hui. Tout d'abord, je ne l'employais que dans les très mauvais cas, puis petit à petit ma confiance en lui s'est accrue et graduellement les résultats sont devenus de plus en plus satisfaisants; aussi m'en suis-je servi bien plus souvent qu'au début. De temps en temps, mais très rarement, lorsque par exemple de vastes abcès ou des fistules se trouvent dans la région périnéale, j'ai recours à la division sur le cathéter cannelé.

Ceci posé, je puis maintenant vous présenter un résumé succinct de ce que mon expérience m'a permis de considérer comme le mode de traitement le plus sûr et le plus efficace d'un rétrécissement confirmé. Et je n'applique, bien entendu, cette dénomination de « rétrécissement » qu'à cette infiltration organique, déposée dans ou sous la muqueuse urétrale[1], et qui empêche la paroi du canal de se laisser distendre également en tous ses points sous la pression de la colonne urinaire chassée par la vessie.

---

1. Par ces mots « *dans ou sous la muqueuse* » sir H. Thompson indique suffisamment qu'il n'adopte plus exclusivement, comme il le faisait encore dans son *Traité pratique*, l'opinion d'Alphonse Guérin, localisant les lésions stricturales dans la couche sous-muqueuse et admettant l'intégrité habituelle de la muqueuse elle-même. On sait en effet, depuis le travail de Brissaud et Segond sur l'*Anatomie pathologique des rétrécissements urétraux* (*Gazette hebdomadaire de médecine et de chirurgie*, n° 39, 1881), que la muqueuse proprement dite (épithélium et chorion) n'échappe pas au processus inflammatoire chronique. (R. J.)

Lorsqu'ils découvrent pour la première fois l'existence d'un rétrécissement de l'urètre de date récente, les chirurgiens les plus expérimentés en cette matière sont d'avis qu'il faut toujours et tout d'abord essayer de rendre au canal son calibre normal en se servant des bougies flexibles, plus ou moins effilées à leur extrémité. Rien n'est préférable, à cet effet, à la forme que vous connaissez tous et que l'on a appelée « olivaire ». Si l'on veut porter la dilatation à son maximum, on emploie plutôt les dilatateurs d'argent ou argentés, lisses et de forme conique [1], qui remplissent mieux le but qu'on se propose et dont l'introduction n'irrite pas le canal. Les bougies flexibles ont subi des modifications innombrables en ce qui touche non seulement leur forme, mais aussi la matière dont elles sont fabriquées et même leur contenu ; car chaque chirurgien veut les approprier à ses idées et à sa manière de s'en servir.

Les étroitesses congénitales, aussi bien que les rétrécissements acquis du méat et de la fosse naviculaire, ne sont pas susceptibles d'être dilatés : d'ailleurs une simple incision suffit pour les diviser [1]. Il en est à peu près de même des rétrécissements situés dans l'urètre à 8 ou 10 centimètres de son orifice externe, qui ne retirent aucun bénéfice durable de la dilatation.

Mais supposons un cas ordinaire : le canal a été dilaté. et a recouvré son calibre normal. Il peut être souvent

---

1. Pour l'incision des étroitesses congénitales et des rétrécissements acquis du méat et de la fosse naviculaire, sir Henry Thompson se sert ordinairement du petit urétrotome à lame cachée, dit *à bascule*, qui est représenté et décrit à la page 55 de son *Traité pratique des maladies des voies urinaires*. C'est également cet instrument simple, commode et inoffensif qu'emploie journellement le professeur Guyon, quand, au moment d'une lithotritie, le méat se refuse à admettre le lithotriteur, et ce fait se présente, comme on sait, très fréquemment. (R. J.)

maintenu dans cet état pendant plusieurs et même de nombreuses années, à condition que le chirurgien ou le malade y introduise de temps en temps et régulièrement une bougie. Néanmoins, tous les tissus perdant peu à peu de leur souplesse, ceux qui constituent le rétrécissement se laisseront moins facilement dilater, et l'on arrivera progressivement à ne plus pouvoir passer qu'une très petite bougie. Parfois, il est vrai, les signes sont tellement peu accentués au début qu'à ce moment on n'ose vraiment établir en règle générale la nécessité d'une opération ; et l'on préfère traiter le malade pendant quelques années, sinon toujours, par la simple dilatation. Si au contraire, dès les premiers temps, ou à une époque quelconque, la stricture montre une tendance manifeste à se resserrer considérablement, il est prudent, à mon avis, de recourir sans retard à l'urétrotomie interne. Si l'on agissait toujours ainsi, nous n'aurions pas à constater si souvent des abcès urineux, des fistules périnéales, des cystites chroniques, enfin des lésions consécutives de la vessie, des uretères et des reins. Ne conseillez jamais de reculer l'opération jusqu'à ce que ces complications existent ou soient imminentes : ce serait vouloir compromettre irrémédiablement la vie de notre client que d'attendre, pour pratiquer une opération simple en elle-même, une époque où l'état d'affaiblissement du malade suffit à rendre infiniment plus dangereuse l'intervention chirurgicale.

Aussi je n'hésite plus maintenant à conseiller l'urétrotomie interne en présence de tout rétrécissement simple ou multiple, proche ou éloigné du méat qui ne semble pas devoir céder rapidement à la dilatation. En pareille circonstance, il ne faut point tarder, dans quelque condition que se présente le rétrécissement. La section des tissus rétrécis deviendra nécessaire tôt ou tard, si l'on veut éviter aux organes profonds des lésions irréparables ; or, pour rétablir la libre perméabilité de l'urètre, il est préférable de profiter du moment où le sujet est encore dans un état favorable ; donc, le plus tôt sera le mieux.

Il est encore une autre considération, dans le même ordre d'idées, qui doit inspirer le conseil que vous donnerez à votre malade, et le cas se rencontre souvent dans notre pays. Un jeune homme, porteur d'un rétrécissement bien caractérisé, est sur le point de partir pour un laps de temps parfois considérable à l'étranger ou dans nos colonies ; il court ainsi le risque de se trouver exposé à toutes les conséquences de sa situation, alors qu'il sera éloigné de l'assistance chirurgicale qu'il eût rencontrée dans la mère patrie. Chez un tel malade, l'urétrotomie doit être pratiquée sans délai ; durant son traitement, il se familiarisera avec l'usage de la bougie, qu'il s'habituera à se passer lui-même, faisant un apprentissage dont il n'aura qu'à s'applaudir plus tard.

Supposez maintenant qu'au lieu d'un rétrécissement de date récente vous en observiez pour la première fois un autre qui dure depuis un certain temps déjà, et que l'usage répété des instruments dilatateurs détermine de la rétention d'urine passagère, de la dysurie, etc...; dans ce cas, il n'y a même pas à discuter l'opportunité d'une opération. On ne doit craindre qu'une chose : c'est qu'il soit trop tard pour opérer, ce qui se rencontre d'ailleurs bien rarement. Si vous ne les enrayez pas de suite, les accidents sus-nommés arriveront infailliblement à miner peu à peu la constitution de votre malade ; tandis que dans ces cas où le passage d'une bougie expose à des dangers, l'urétrotomie produit au contraire des effets remarquables, auxquels je ne vois rien qui puisse être comparé.

Bien des fois, si souvent même qu'aujourd'hui je ne manque pas de le prédire quand la circonstance s'en présente, j'ai été témoin du fait suivant : Étant donné un malade, pris d'accès graves de fièvre urétrale chaque fois qu'on lui passe une bougie jusque dans la vessie, si vous pratiquez une section complète de chaque point rétréci de son canal, il n'éprouvera aucun accident non seulement dans le cours ou immédiatement à la suite de son opération, mais même pendant le traitement consécutif. Par contre, si la section est incomplète, on ne sera jamais assuré d'une issue aussi excellente et les complications reparaîtront presque à coup sûr.

D'où ma conviction profonde qu'il est nécessaire d'assurer la division complète de tous les éléments rétrécis, en vue des résultats futurs aussi bien que du soulagement immédiat du malade. Ainsi se trouve confirmée la valeur de ma maxime : « Si vous coupez quelque chose, coupez tout. »

Ceci m'amène à aborder un autre sujet de la plus haute importance : Comment vous sera-t-il possible, avant d'entreprendre la division des tissus morbides constituant le rétrécissement, d'en préciser l'étendue et le siège? Quelle sera la meilleure méthode à employer pour explorer toute la région et pour en apprécier exactement les points malades avant de procéder à aucune opération? Ces renseignements vous sont en effet absolument indispensables, si vous voulez que l'intervention soit sûre et efficace. En d'autres termes, que faut-il faire pour diagnostiquer l'état physique de l'urètre ?

Dans la plupart des rétrécissements, une manœuvre extrêmement simple suffit pour démontrer clairement où et dans quelle étendue l'urètre est pathologiquement rétréci. Or, l'introduction d'un instrument quelconque dans le canal, si délicatement qu'elle soit effectuée, sera toujours plus ou moins douloureuse et provoquera même parfois des accidents qui pourraient devenir assez sérieux. Aussi n'êtes-vous pas autorisés à employer des engins volumineux et compliqués pour diagnostiquer un rétrécissement simple et de date récente, comme vous le feriez pour un cas grave, et encore cette dernière proposition est-elle sujette à discussion.

Si le rétrécissement à diagnostiquer n'est pas de date ancienne, vous n'aurez besoin de recourir qu'à une bougie moyenne; et j'entends par moyenne une bougie qui passe dans un urètre normal sans le distendre outre mesure et qui écarte seulement ses parois, appliquées l'une contre l'autre, de la même façon que la colonne urinaire dans une miction naturelle. Chez beaucoup d'individus, le jet d'urine correspond au volume d'un instrument des n°s.10, 11 ou 12 de la filière anglaise ou des n°s 18 à 21 de la filière française, dont on se sert plus ordinairement[1]. Si un instrument de ce calibre ne passe pas, vous descendrez d'un ou de plusieurs numéros jusqu'à ce que vous en ayez trouvé un qui pénètre sans difficulté. Après quoi la dilatation peut être pratiquée, souvent avec un succès complet et rapide : dans ce cas, aucune autre manœuvre n'est nécessaire.

Mais si, dans certaines circonstances-exceptionnelles, vous voulez pousser plus loin vos recherches, une série de bougies rigides, à tige mince et à olive terminale graduée suivant la filière des sondes, vous fournira très facilement les renseignements les plus précis. Voilà trente ans que je

---

1. Néanmoins, il est bien difficile d'apprécier, même approximativement, à l'œil le calibre d'un jet d'urine ; en outre, il serait fort téméraire de vouloir se baser sur le volume de la colonne urinaire pour choisir la bougie qui passera: rien n'est plus trompeur. (R. J.)

me sers de cette série d'instruments : si parfois il m'est arrivé d'en employer d'autres, c'était simplement pour les essayer, mais je ne les ai pas adoptés. Quelques-unes de ces bougies à extrémité olivaire, que je vous présente en ce moment, ont même été fabriquées pour mon usage personnel au commencement de cette période de trente années. Je ne connais pas d'autre modèle qui les égale en simplicité, en efficacité et en facilité d'introduction, et, chose plus importante, qui soit moins offensif pour l'urètre. Toutes ces conditions sont remplies grâce à leur surface métallique bien polie et grâce aussi à la conicité ou à la forme de gland de leur extrémité. Ils sont préférables aux instruments flexibles du même genre, dont le maniement est moins facile et qui sont loin de donner des indications aussi exactes[1]. Ces instruments métalliques à olive ont été employés par une ou deux générations au moins avant la nôtre, et ils sont infiniment supérieurs, à mon avis, à tous ces appareils très ingénieusement construits, mais toujours fort compliqués, que vendent nos amis les fabricants d'instruments de chirurgie[2].

C'est seulement quand le chirurgien se propose d'inciser les parties rétrécies de l'urètre qu'il a recours à ces instruments et aux indications vraiment précises qu'ils fournissent. Celles-ci sont d'ailleurs essentielles pour procéder convenablement à l'urétrotomie.

Prenons un malade auquel vous ayez décidé de pratiquer l'urétrotomie interne. Vous examinerez d'abord le

---

1. En France, on se sert journellement et presque exclusivement, dans ce but, d'explorateurs en gomme à tige mince et flexible et à boule olivaire : ils donnent des sensations absolument nettes et précises et violentent le canal beaucoup moins que les instruments droits et rigides. (R. J.)

2. Voy. Gaujot et Spillmann, *Arsenal de la chirurgie contemporaine*, tome II.

méat externe, qu'il n'est pas rare de trouver un peu étroit ;
cependant, supposons qu'une olive n° 11 ou 12 (n° 20 ou
21 de la filière française) le franchisse facilement, mais
s'arrête à quelques centimètres de cet orifice. Après avoir
essayé trois ou quatre numéros plus petits, un n° 9 (n° 18
de la filière française) passe pour s'arrêter de nouveau à
12 ou 13 centimètres du méat[1] ; enfin, vous descendez encore de quelques numéros, et une olive 2 ou 3 (n° 6 ou 8
de la filière française) parvient à pénétrer jusque dans la
vessie. Avant de retirer l'instrument, vous ne manquerez
jamais de suivre avec le doigt le trajet de l'urètre dans le
périnée, au-dessous et en avant du scrotum, et de rechercher ainsi les épaississements qui peuvent se présenter
autour du canal. Souvent vous arriverez de cette façon à
découvrir, au siège de chaque rétrécissement, de véritables nodules plus ou moins circulaires et enserrant l'urètre comme une virole[2]. En ramenant ensuite l'olive au
méat, vous constatez à nouveau la situation exacte de
chaque point rétréci ; car, en repassant sur chacun d'eux,

---

1. Quelques chirurgiens ont conservé l'habitude de préciser le siège
des rétrécissements à l'aide du nombre de centimètres comptés à partir
du méat. Cette pratique peut donner lieu à des confusions regrettables,
malgré son exactitude apparente, en raison des différences qui existent
dans la longueur du canal, surtout dans celle de la portion pénienne.
Aussi, est-il rationnel de diviser avec le professeur F. Guyon, en régions
naviculaire, pénienne, scrotale et périnéo-bulbaire l'urètre antérieur,
c'est-à-dire celui qui s'étend du méat au collet du bulbe. Parmi ces
régions, trois et demie sont accessibles extérieurement au toucher, car
le doigt peut toujours percevoir à travers les parois urétrales le contact
de la boule exploratrice et préciser anatomiquement le point où elle est
arrêtée ; pour la région bulbaire, il suffit d'introduire le doigt dans l'anus
pour arriver au même résultat. (R. J.)

2. Ces viroles cicatricielles se rencontrent surtout dans les cas de
rétrécissement traumatique : on les constate aussi parfois. mais beaucoup plus rarement, dans les rétrécissements d'origine blennorragique.
(R. J.)

daus sou trajet rétrograde, la boule olivaire éprouve un petit ressaut tout à fait caractéristique.

Dans l'exploration urétrale que je viens de prendre pour exemple, il est évident qu'il existe, outre le méat, au moins deux points rétrécis réclamant une incision. C'est d'ailleurs tout ce que vous avez besoin d'élucider avant que le malade soit anesthésié pour l'opération ; si, au moment d'exécuter cette dernière, vous tenez à vous rendre compte de certains détails plus minutieux, il vous est loisible de répéter l'exploration dès que le patient est plongé dans le sommeil chloroformique[1].

Avant d'aller plus loin, je crois nécessaire de soumettre à votre appréciation certaines questions qui ne doivent pas être laissées de côté et dont l'importance ne vous échappera pas. D'après quel principe devrez-vous pratiquer cette incision intra-urétrale, située dans une région que ne peut atteindre l'œil de l'opérateur, et quel est le meilleur instrument à employer à cet effet? La division des tissus devra-t-elle être complète, tout en étant susceptible d'être modifiée au gré du chirurgien ; ou bien sera-t-elle déterminée par un instrument, dont l'action purement mécanique ne sectionnera pas nécessairement tous les tissus morbides et se contentera de les inciser suffisamment pour permettre l'introduction d'une sonde de moyen volume dans le canal, dès que l'urétrotome aura été retiré?

On peut, à la vérité, introduire par l'urètre jusque dans la vessie, un mince conducteur muni d'une rainure, dans laquelle on glisse une lame plus ou moins protégée : celle-

1. On voit d'après ces lignes que sir Henry Thompson emploie l'anesthésie pour pratiquer l'urétrotomie interne, ce qui est tout à fait exceptionnel en France, grâce à la rapidité et à la facilité avec lesquelles s'exécute l'opération à l'aide de l'instrument de Maisonneuve. (R. J.)

ci incise alors les tissus que rencontrent sa pointe ou son tranchant, et l'opération est aussi facile que rapide. Ce mécanisme est celui qu'on retrouve dans de nombreux urétrotomes, par exemple dans ceux de Ricord, de Leroy d'Étiolles, de Charrière, de Trélat et dans ceux de date plus récente, auxquels Maisonneuve, Sédillot, Voillemier, etc..., ont donné leurs noms [1]. Si étroite que soit la lumière du rétrécissement, le mince conducteur cannelé arrive presque toujours à la franchir, et aucune autre préparation préliminaire du canal n'est nécessaire pour l'action de la lame; d'ailleurs, une simple pression de la main suffit pour compléter l'introduction et pour opérer la section.

Mais je pose en fait que ce mode de traitement des rétrécissements urétraux est loin d'être absolument satisfaisant, si l'on a pour but la division complète des tissus [2].

1. Voy. *Traité pratique des maladies des voies urinaires,* traduction française. J. B. Baillière et fils, 1881, pages 57 et 470 et suiv.

2. Avec l'urétrotome de Maisonneuve, dont la cannelure et la lame sont placées dans la concavité, on n'incise pas la paroi inférieure de l'urètre où se trouvent cependant les parties les plus épaissies et les plus sclérosées du rétrécissement. Car, comme l'a dit Reybard, il s'agit d'augmenter le calibre de l'urètre en y ajoutant une rallonge, une pièce losangique de tissu souple, et cette forme est donnée à l'incision par la rétraction du tissu élastique, comme pour les artères. Or, ce fait ne pourrait certainement se produire avec la même facilité au niveau du nodule sclérosé de la paroi inférieure, tandis que sur la paroi supérieure, au niveau du segment élastique, la production du tissu souple est certaine et rapide. Sur un tuberculeux du service de M. Guyon, auquel un mois avant sa mort on avait pratiqué l'urétrotomie interne, j'ai pu constater à l'autopsie l'organisation parfaite de cette pièce losangique extensible (1877).

Ce qu'on recherche dans l'urétrotomie interne avec l'instrument de Maisonneuve, ce n'est pas une incision qu'on espérerait en vain devoir modifier directement et instantanément les tissus rétrécis. On veut rétablir immédiatement une voie très large qui mette le malade à l'abri de complications graves et menaçantes et qui permette d'amener ensuite le canal à un calibre suffisant qu'on lui conservera par la dilatation. (R. J.)

Celle-ci, en effet, est rarement obtenue avec ce procédé :
en général un certain nombre de fibres échappent à la
lame, et souvent le résultat est défectueux. Il n'atteint
pas, en tous cas, la somme de perfection et d'efficacité
d'une incision faite avec une lame que l'opérateur dirige
à son gré et manie suivant la résistance rencontrée sur le
moment et d'après l'étendue des points rétrécis démontrée
par l'exploration préliminaire.

Lorsqu'un chirurgien doit pratiquer dans une région
du corps autre que l'urètre une incision dont les limites
sont exactement déterminées, il se sert d'une lame étroite,
de forme appropriée à la nature de l'intervention et que
sa main peut toujours diriger. Or, pour ma part, je ne vois
pas pourquoi l'on voudrait soustraire l'urètre seul à cette
règle commune. Si vous opérez, par exemple, une hernie
étranglée, votre bistouri et votre doigt agissent en parfaite
harmonie : ce dernier a touché et reconnu les obstacles
à lever, et, d'après ce qu'il a senti, vous savez quelles sont
les parties à débrider et comment, à chaque moment de
l'opération, vous devez conduire vos incisions. Dans la ténotomie, l'exemple est aussi et même plus frappant encore : là également il est nécessaire de sectionner intelli-
gemment chaque fibre tendineuse dont la rétraction
s'oppose au retour du membre dans son attitude normale.
Dans ces deux cas, le bistouri ne coupe que d'après le
toucher et sans le secours de la vue : pourquoi donc ne pas
appliquer le même principe à l'urétrotomie?

Avec les autres procédés, purement mécaniques, la
certitude, l'innocuité et le succès sont certainement dimi-
nués de moitié ; en introduisant au contraire dans le rétrécissement et en retirant ensuite de dedans en dehors une
petite lame fixée à une tige longue et mince, vous agissez
à votre gré, et à chaque instant vous avez la faculté de

modifier l'action de l'instrument. Le mode opératoire que je préconise n'est pas généralement admis en Angleterre ni à l'étranger, je le sais fort bien. Mais c'est parce que je suis profondément convaincu de sa supériorité que je vous en parle aussi longuement aujourd'hui. Dans notre pays, comme dans les autres, on regarde l'urétrotome à lame glissant sur un conducteur (dont celui de Maisonneuve est le type) comme un instrument extrêmement simple : avec lui, dit-on, un homme, même inexpérimenté, est capable de pratiquer une urétrotomie en toute assurance[1]. Est-ce donc une raison qui plaide en sa faveur? Les mêmes arguments ont été produits autrefois en l'honneur d'une méthode qui consistait à faire éclater les rétrécissements à l'aide de deux tiges s'écartant l'une de l'autre dans le canal, méthode qui a joui d'une vogue considérable à une certaine époque : aujourd'hui elle est totalement oubliée à juste titre, bien qu'elle soit cependant toujours aussi facile à pratiquer! Parce qu'un procédé est très répandu, ce n'est pas un motif uniquement suffisant pour qu'on l'accepte, s'il n'est pas complètement satisfaisant : et je ne vois pas la nécessité d'établir une règle imparfaite dans le seul but de la mettre à la portée des opérateurs inhabiles.

Vous voyez donc que les deux procédés dont je vous entretiens en ce moment sont très distincts l'un de l'autre : l'un est le travail mécanique et uniforme d'une machine, l'autre est l'œuvre manuelle d'un artiste intelligent. Or,

---

1. On sait que Maisonneuve, pour démontrer la simplicité extrême de son procédé, laissait le malade s'opérer lui-même : c'était certainement là plus que de la témérité. Néanmoins, ce chirurgien a rendu un immense service en simplifiant son instrument au point de le mettre à la portée de tout praticien, qui avec lui et sans en avoir l'habitude peut exécuter convenablement une urétrotomie interne et guérir son malade, but final de toute intervention chirurgicale. (R. J.)

la pratique de la chirurgie deviendrait une occupation vraiment fastidieuse, si on l'empêchait de rester un art, et même un art très distingué : dès qu'elle tombe au rang de simple prétexte à inventions instrumentales, elle ne mérite plus que les hommes lui consacrent tous leurs talents. Le fabricant d'instruments, avec ses connaissances et ses théories purement mécaniques, nous est souvent très utile, mais souvent aussi sa collaboration devient pour le chirurgien pleine de séductions dangereuses. Remercions-le de l'aide considérable dont nous lui sommes redevables, tout en l'acceptant avec quelque réserve ; mais... méfions-nous toujours de lui ! Les meilleurs résultats sont obtenus par la main la plus habile ; et plus simple sera l'instrument employé, plus grande sera la valeur de cette main et de l'intelligence qui la guide et qui se révèle dans ses actes.

Depuis plus de vingt-cinq ans, je fais l'urétrotomie interne à l'aide d'une petite lame adaptée à une longue tige. Je commence toujours par placer cette lame au point le plus profond du rétrécissement et j'incise alors d'arrière en avant, sectionnant en longueur et en profondeur tout ce qui me paraît alors nécessaire. Comme dans l'opération de hernie étranglée ou dans la ténotomie dont je vous parlais tout à l'heure, je divise tous les tissus qui m'offrent une certaine résistance et jusqu'à ce que cette résistance ait disparu.

Mais, pour placer la petite lame en arrière du rétrécissement, il faut qu'elle puisse le franchir tout d'abord. Or, dans le cas que je supposais plus haut, la stricture la plus profonde n'admettait qu'une bougie n° 2 ou 3 (n°s 6 et 8 de la filière française) : ce n'est pas là un calibre suffisant pour laisser passer l'urétrotome. Aussi une faible dilatation préalable est-elle indispensable, mais il est inutile

d'aller au delà du calibre n° 5 (n° 10 de la filière française). Dans ce but, je fixe à demeure une petite sonde
en gomme n° 1 ou 2 (3 1/2 ou 6 de la filière française), qui
ne détermine aucune irritation urétrale et que je maintiens
en place pendant deux ou quatre jours au plus. Au bout
de ce temps, sans remplacer la sonde par une autre plus
volumineuse, ou en ne la changeant qu'une seule fois, la
dilatation nécessaire est accomplie[1].

Mon urétrotome est construit sur le modèle de celui
qu'employait autrefois Civiale et que j'ai considérablement

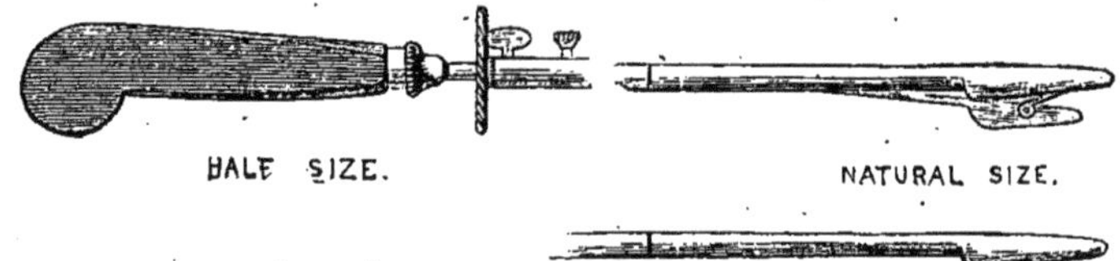

Fig. 26. — Urétrotome de Sir Henry Thompson : le renflement terminal est
conique et mesure à sa base 4 millimètres de diamètre ; il ne fait saillie que
d'un seul côté de la tige et cette disposition permet au chirurgien d'apprécier le siège du rétrécissement beaucoup plus exactement qu'avec les instruments où la tige est située au centre du renflement terminal.

modifié : d'ailleurs la manière dont je m'en sers diffère
totalement de la méthode de mon maître, que je vous ai
fait connaître précédemment. (Voy. page 220). Le renflement terminal, qui est conique, possède un diamètre maximum de 4 millimètres et correspond par conséquent à une
bougie n° 5 de la filière anglaise ou n° 10 de la filière française : quant à la tige, elle n'a que 2 1/2 à 3 millimètres de
diamètre. (Voy. fig. 26.) Les explorateurs à boule, communément employés pour reconnaître le siège, l'étendue et le

---

1. C'est également de cette façon qu'on procède dans l'urétrotomie de
Maisonneuve, lorsque le rétrécissement trop serré se refuse à admettre
le conducteur métallique cannelé : on laisse à demeure pendant vingt-
quatre heures la fine bougie conductrice, et le lendemain l'instrument
passe. On connaît en effet les résultats rapides, mais malheureusement
passagers, fournis par la dilatation permanente. (R. J.)

calibre des rétrécissements, ont des renflements terminaux
de forme exactement semblable à celle de l'urétrotome. La
longueur de leur tige, c'est-à-dire la distance qui sépare
le manche du renflement, est aussi précisément la même
que celle de la tige de l'urétrotome, et il existe des divi-
sions métriques marquées sur la tige de chaque instrument. (Voy. fig. 27.)

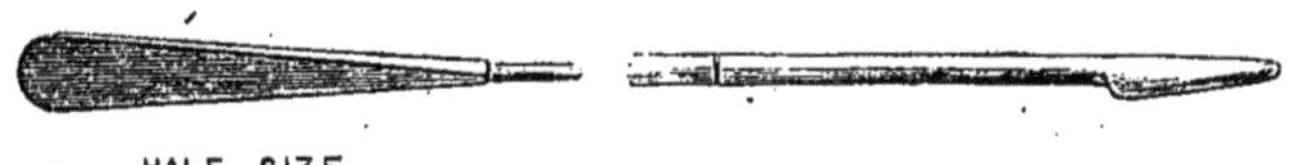

Fig. 27. — Explorateur à renflement terminal; il en existe de tous les calibres,
et ils ont exactement la même forme que l'urétrotome ci-dessus.

Dès que le malade est anesthésié, la petite sonde
laissée à demeure est retirée ; et l'urétrotome est immédiatement introduit jusqu'au rétrécissement le plus profondément situé, que le renflement terminal doit franchir
et dépasser de 12 à 20 millimètres. Ce dernier est alors
ramené vers la stricture, sa partie saillante tournée en
bas et appuyant fortement sur la paroi inférieure du canal,
jusqu'à ce qu'il butte contre un obstacle. A l'aide d'un
bouton placé près du manche de l'instrument, on fait
saillir la lame, et l'on continue hardiment le mouvement
de retrait tant qu'on éprouve de la résistance. Quand celle-
ci est complètement détruite, on rengaine la lame en
pressant sur le bouton, et l'on attaque le second rétrécissement de la même façon que le premier. Puis l'urétrotome est retiré et l'on incise largement le méat avec un
bistouri ou un petit urétrotome usité à cet effet. J'introduis aussitôt d'ordinaire une bougie métallique mousse ou
un dilatateur ou même un explorateur à boule n° 15 ou
16 (n° 26 ou 27 de la filière française), et je m'assure que

cet instrument pénètre librement jusque dans la vessie. Si
par hasard il était arrêté en un point quelconque, après
avoir déterminé ce point très exactement, je le section-
nerais avec l'urétrotome réintroduit ; mais, cette réintro-
duction est rarement nécessaire. Je ne me déclare satisfait que si j'arrive à passer facilement, après l'opération,
une sonde métallique n° 16 (n° 27 de la filière française) ;
dans certains cas, un n° 17 ou même 18 (28 et 30, filière
française), peut même être introduit. Une sonde en gomme
élastique n° 12 ou 13 (21 ou 23 filière française) est laissée à demeure pendant quarante-huit heures, avec une
prolongation d'un jour ou deux, quand les incisions ont
été plus profondes ou quand l'hémorragie a été plus
abondante que de coutume, cette dernière circonstance
étant tout à fait exceptionnelle[1].

On m'a demandé parfois pourquoi je sectionnais un
rétrécissement au travers duquel je pouvais introduire
aisément une petite bougie et qui se laissait dilater rapidement au point d'admettre un urétrotome relativement
volumineux et mesurant 4 millimètres de diamètre. Ma
réponse ne réclame pas de longs développements. Le but
principal de l'urétrotomie est de garantir le malade
contre les chances d'une prompte récidive de sa stricture

---

1. La sonde à demeure n'est destinée qu'à faciliter le libre écoulement de l'urine pendant les premières heures qui suivent l'opération, et
non à produire une dilatation. Aussi, après une incision avec la lame n° 23
de Maisonneuve, le professeur Guyon n'introduit-il jamais qu'une sonde
n° 15 ou n° 16. Et cette pratique a deux buts: 1° ne pas distendre et
tirailler la plaie urétrale qu'on risquerait d'agrandir et de déchirer avec
un instrument trop volumineux ; 2° de ne pas établir d'obstacle et de
compression au cas où par hasard l'urine chassée par une vessie puis-
sante glisserait entre la sonde et la paroi urétrale incisée. Le simple
contact de l'urine qui passe facilement sur la plaie n'a aucun inconvénient sérieux, tandis que si le liquide éprouvait quelque résistance, il
ne manquerait pas de s'infiltrer. (R. J.)

et d'empêcher la tendance à se resserrer que présentent certains rétrécissements, surtout lorsqu'ils existent depuis plusieurs années. La lumière d'une stricture peut être extrêmement étroite, mais ce fait seul ne suffit pas pour motiver l'opération sanglante. Un rétrécissement, si serré qu'on le suppose, est presque toujours susceptible d'arriver au calibre que l'on désire, grâce à la dilatation progressive avec les bougies flexibles en gomme. *C'est sa tendance à se rétrécir rapidement après la dilatation*, qui vous déterminera à conseiller à votre malade l'urétrotomie. En d'autres termes, ce n'est pas l'étroitesse, c'est la rétractilité d'une stricture qui constitue l'indication formelle de l'incision interne.

Il nous reste enfin une dernière question à examiner. Quels sont les résultats de l'urétrotomie interne au point de vue de la réapparition du rétrécissement? L'opération exonère-t-elle à jamais le malade de la possibilité d'une récidive, récidive qui se produit si souvent après la simple dilatation?

A une telle question, la réponse ne peut pas être tout à fait absolue, et il convient de faire certaines réserves.

Néanmoins, tout d'abord je vous rappellerai ce que je vous ai déjà dit tout à l'heure, à savoir qu'un procédé d'urétrotomie avec lequel on n'obtient pas une division *totale* des tissus morbides n'assure pas à l'opéré une guérison absolument complète. Quel que soit l'instrument employé, si parfait qu'il paraisse, quel que soit le mode opératoire, du moment que vous ne pratiquerez qu'une section incomplète, le malade verra son urètre se rétrécir de nouveau au bout d'un temps plus ou moins long.

Mais qu'arrive-t-il dans les cas où le chirurgien a

effectué une incision aussi complète qu'il peut en juger?

Je dois avouer que ma propre expérience ne m'autorise pas à affirmer que l'opéré est définitivement et à jamais garanti contre la chance d'une récidive. La plupart du temps cependant il est permis de regarder cette époque de réapparition comme extrêmement lointaine. L'urétrotomie interne place le canal dans une condition telle que son calibre peut être facilement maintenu à l'aide d'une dilatation, pratiquée à des intervalles éloignés, mais régulièrement espacés[1]; or, vous savez qu'avant l'opération cette même dilatation non seulement eût été inefficace, mais aurait déterminé des phénomènes de douleur et d'irritation. Le malade, grâce à l'urétrotomie, a recouvré la santé pour de nombreuses années ; et, chose capitale, sa vessie, ses uretères et ses reins sont à l'abri de modifications qui seraient survenues lentement peut-être, mais sûrement, et qui auraient pu devenir mortelles.

J'ajouterai que j'ai rencontré des cas, rares il est vrai, dans lesquels, après l'urétrotomie, le rétrécissement n'a jamais reparu. Certes, je suis loin de croire que de tels faits constituent la règle générale et d'approuver ceux qui le prétendent : ceux-là se trompent, sans doute parce qu'ils n'ont pas suivi leurs opérés assez longtemps et qu'ils ont publié leurs résultats prématurément. Je n'hésite pas à affirmer ce que j'avance en ce moment, pour vous indiquer, à côté de ses immenses avantages, les points faibles de l'urétrotomie, et pour vous montrer, comme on dit, le revers de la médaille.

---

1. Dans son service de l'hôpital Necker, le professeur F. Guyon ne manque jamais, chaque fois que l'occasion s'en présente, de faire observer avec quelle remarquable facilité se laisse dilater un canal ayant subi l'urétrotomie interne, même plusieurs années auparavant, alors que le malade est rétréci à nouveau, ayant négligé de maintenir son calibre urétral par le passage régulier des bougies. (R. J.)

Supposons donc qu'au bout de quelques années le rétrécissement se resserre de nouveau ; le malade, qui, pendant un laps de temps considérable après l'opération, se passait sans difficulté de temps en temps une bougie assez volumineuse, est arrivé graduellement à ne plus pouvoir employer qu'un instrument d'un calibre inférieur de moitié à celui du début, et même moindre encore.

L'indication d'une *seconde urétrotomie* se pose-t-elle dans ce cas? Comme elle n'est pas dangereuse et qu'il en a déjà fait l'expérience, le malade hésite rarement à se soumettre de nouveau à l'opération, que son état réclame. De même que, chez les calculeux, une deuxième, une troisième et même une quatrième lithotritie, séparées parfois par des intervalles très longs, deviennent nécessaires pour broyer des pierres qui se reforment continuellement ; de même aussi l'urétrotomie peut être pratiquée une deuxième et une troisième fois, s'il le faut. Ainsi que je vous l'ai dit dans la leçon précédente, les choses se passaient différemment pour les calculeux, avant l'invention de la lithotritie, lorsque la taille était le seul moyen de les débarrasser de leur pierre. Pour les rétrécis également, quand, après avoir été soumis pendant de longues années à la dilatation, ils arrivaient à ne plus pouvoir éviter que par l'opération sanglante un péril tout à fait imminent, l'incision périnéale avec tous ses dangers était autrement grave pour eux que l'est aujourd'hui une urétrotomie interne convenablement exécutée. Par l'application de cette méthode, qui fournit des résultats si prompts et si excellents, l'affection est en tous cas limitée au canal et ses complications vésicales, urétérales et rénales, conséquences inévitables d'une dilatation prolongée et inutile, sont définitivement écartées. Si le passage des bougies, qui est toujours plus ou moins nécessaire après l'urétrotomie, devient difficile à un moment donné, ou n'apporte plus qu'une amélioration insignifiante, alors, pour un grand nombre de malades, il y a indication à répéter l'incision urétrale.

Actuellement, j'ai pratiqué cette opération sur trois ou quatre cents rétrécis environ. Au début, ma confiance dans le procédé et mon expérience n'étaient pas si complètes qu'aujourd'hui : aussi, je n'incisais pas les tissus morbides si largement et si profondément que je l'ai fait depuis lors. En conséquence, j'ai été obligé de ré-urétrotomiser quelques-uns de mes premiers opérés, et je n'ai jamais eu à regretter cette manière d'agir, car toujours ils ont retiré un grand bénéfice de cette seconde opération. Sur un très petit nombre, trois seulement je crois, j'ai fait une troisième urétrotomie. Un de ces derniers malades, qui est un médecin très connu, était porteur d'un rétrécissement dont il souffrait cruellement depuis de longues années ; ce rétrécissement, très rebelle à la dilatation, se reproduisait sans cesse. Je pratiquai deux urétrotomies à notre confrère sans grand résultat ; mais, depuis la troisième, qui remonte aujourd'hui à plus de douze ans, il se porte parfaitement bien et n'a plus éprouvé aucun symptôme.

Les dangers de l'opération sont vraiment minimes. Sur 340 opérés (c'est le chiffre exact, à 4 ou 5 près), six seulement ont succombé, ce qui ne donne même pas une mortalité de deux pour cent[1]. Sur ces six morts, trois sont dues à la pyohémie, une à une embolie, et deux à l'infil-

---

1. Dans la thèse de Reverdin (1871), sur les 52 urétrotomies internes, pratiquées par M. Guyon, une seule mort est signalée, et encore n'est-elle peut-être pas imputable à l'opération. Depuis lors, c'est-à-dire depuis treize ans, la statistique du chirurgien de l'hôpital Necker, qui porte actuellement sur plusieurs centaines d'urétrotomies internes, n'a certainement pas dépassé ces proportions de mortalité, les mêmes que celles indiquées par sir Henry Thompson. (R. J.)

tration d'urine et à l'épuisement. Une de ces dernières est survenue chez un malade que j'ai urétrotomisé à l'hôpital au début de ma carrière, il y a une trentaine d'années; il eût certainement succombé à toute autre opération.

Parmi les accidents qui n'ont pas eu une issue fatale, je dois citer l'infiltration d'urine, qui s'est produite dans quatre ou cinq cas, probablement parce que la sonde à demeure avait été retirée trop tôt après l'opération. L'infiltration ne fut pas considérable et détermina des abcès localisés, sans sphacèle étendu. La dernière que j'ai observée était chez un diabétique que j'ai vu il y a quelques mois avec le Dr Pavy. Ce malade guérit complètement et assez vite, et le résultat de l'opération sur l'urètre fut parfait. Je n'avais pas eu d'accident de ce genre depuis de nombreuses années.

En résumé, ce qui ressort de l'expérience que j'ai pu acquérir touchant l'urétrotomie interne, c'est la conviction profonde que cette opération, convenablement pratiquée, constitue le mode de traitement des rétrécissements le meilleur et le plus sûr, quand l'usage habituel des bougies devient difficile et ne parvient pas à maintenir au canal un calibre suffisant et à diminuer les complications vésicales, causées par la stricture. C'est le moyen que vous devrez préférer, non seulement pour lever l'obstacle urétral et ses symptômes douloureux, mais aussi pour éviter des complications toujours très graves du côté de la vessie, des uretères et des reins.

FIN

TABLE DES MATIÈRES

LEÇON V

TROUBLES FONCTIONNELS DE LA VESSIE

LEÇON VI

TROUBLES FONCTIONNELS DE LA VESSIE (*Suite*)

LEÇON VII

HISTOIRE DE LA LITHOTRITIE

LEÇON VIII

DE LA LITHOTRITIE EN UNE SÉANCE

LEÇON IX

TAILLE ET LITHOTRITIE

LEÇON X

DE L'URÉTROTOMIE INTERNE